新文京開發出版股份有限公司
NEW WCDP
新世紀．新視野．新文京－精選教科書．考試用書．專業參考書

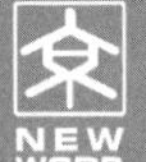

New Wun Ching Developmental Publishing Co., Ltd.

New Age · New Choice · The Best Selected Educational Publications — NEW WCDP

醫護倫理與法律

——案例分析

屈 蓮·李柏毅 編著

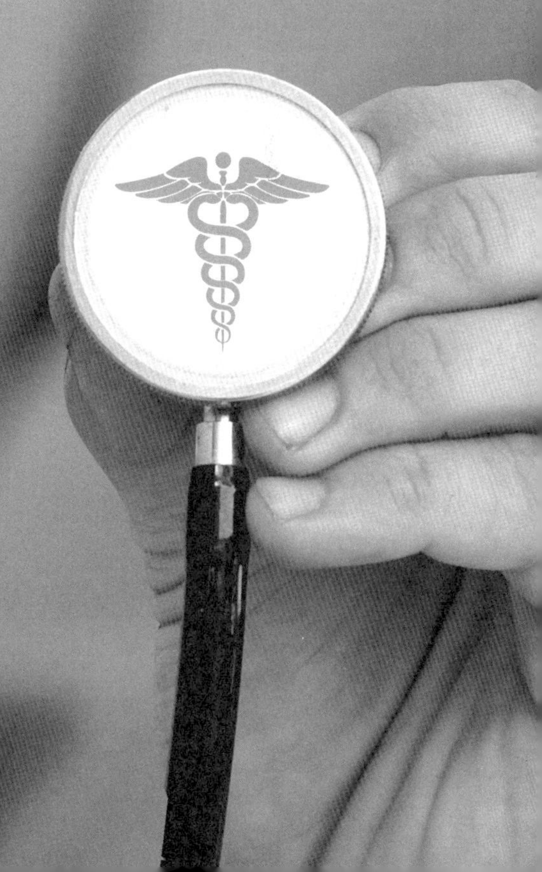

ETHICS AND LAW FOR HEALTH CARE CASE STUDIES

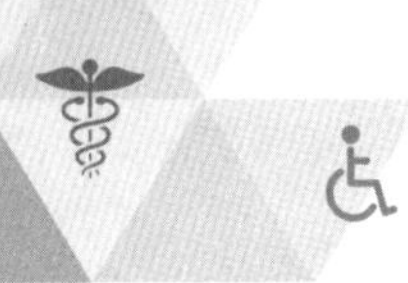

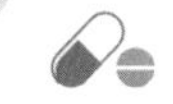

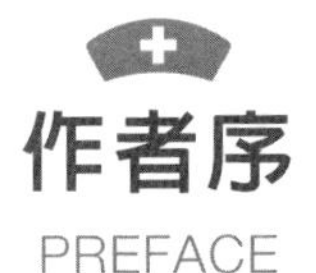

作者序

PREFACE

對於醫護專業人員而言，我們的職場本是極易產生爭議的公眾場所，鑒於醫療爭議日漸頻繁，發生於醫療機構的暴力事件屢見不鮮，因此醫護界於近幾年重視倫理課題和法律素養，強調醫護執業人員應當熟悉相關之倫理規範與法律規定，了解自己當盡的義務、當盡的責任、當守的準則，進而知曉如何保護自己免陷入網羅中。

值此現實環境的務實需求，各大醫護院校紛紛開設醫護倫理及法律課程，而學校中此方面課程之授課師資呈現兩極化現象，有些直接聘請具法律背景之人士擔綱；有些是具行政管理背景之師資以其實務經驗來主導，此兩種課程設計均具有其特點，只需互相合作並截長補短，便能幫助學生們獲得正確及合宜的教導。

根據多年之教學心得，參與醫療實務的運作，和處理法律爭議的實務經驗，在本書編訂之時，除了介紹基本倫理和法律概念外，更著重案例分析及法規的時效性，以便提供使用者最完整的資訊。期望這本書的出版有助於醫護倫理與法律相關之教學，並願配合時代背景的變遷下，持續地同步更新本書內容，以提供一本高品質之教科書為目標。

屈　蓮、李柏毅　謹識

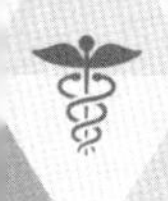

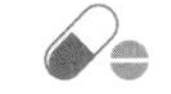

編者介紹

AUTHORS

屈 蓮

學歷

美國約翰霍普金斯大學醫療財務管理學博士

國防醫學院公共衛生研究所衛生行政學碩士

高雄醫學院護理系學士

經歷

銘傳大學健康產業管理研究所專任教授

中國醫藥大學醫務管理學系兼任教授

台中科技大學護理系兼任教授

弘光科技大學護理系兼任教授

李柏毅

學歷

政治大學法律系勞動法與社會法組碩士

經歷

律師高考及格，現任魏千峯律師事務所律師

銘傳大學醫療資訊與管理學系兼任講師

臺北市政府勞動局 106、107 年度赴事業單位辦理勞動教育課程實施計畫推薦師資

台灣勞動法學會會員

專長

民刑事訴訟、訴願及行政訴訟、醫療及勞資爭議處理等

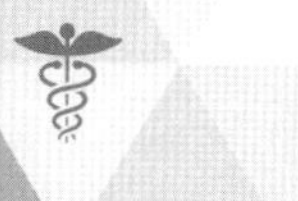
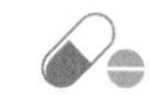

目 錄

CONTENTS

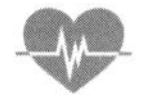

Chapter

1

「倫理」概念的介紹

第一節　「倫理」的意義

第二節　「倫理」的功能

第三節　「倫理」與「道德」

第四節　「倫理」、「道德」與「價值觀」

第五節　「倫理學」的分類

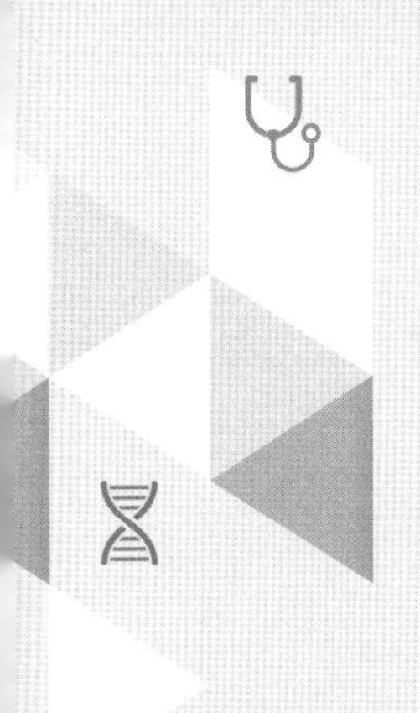

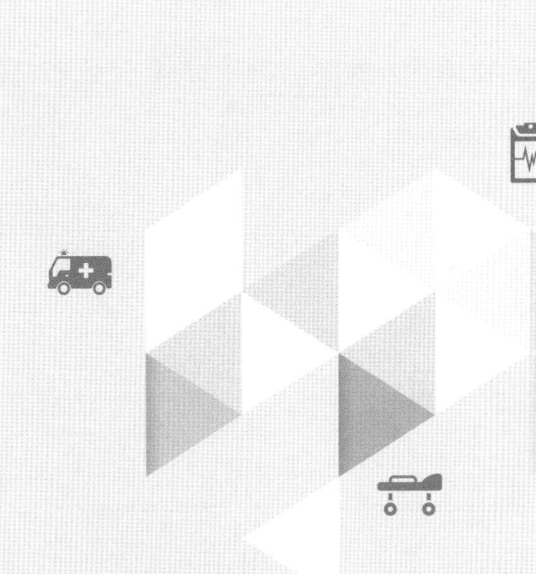

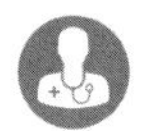

前言

「倫理」是人群社會的規範，內心的正面力量，外在良善行為的引導。小從家庭、社區、大如國家，「倫理」瀰漫在所有的人心與角落。各行各業因著服務與業務性質的特別性，也都發展出所謂的「職場（職業）倫理」。隨著時間流逝所形成的演變，加上科技的發展，地球村的形成，對於大自然的重視等等，「倫理」所轄範圍和內容也隨之調整。但是無論在任何的改變下，「倫理」永遠是股為善力量的源頭，這項原則應該堅如磐石般的穩固。

小測驗

請問你能接受下列所發生的情況嗎？

A. 有人故意開車擋住行進中響著緊急笛聲的救護車。

B. 一群小朋友戲弄一隻流浪狗。

C. 朋友指責你說謊話。

D. 有人要上班時，被一群人莫名地圍毆。

E. 公務員收受紅包。

F. 過年時，女兒初二回娘家。

解答：上訴 A 到 F 的情況都隱含倫理、道德、法律、風俗的意義。

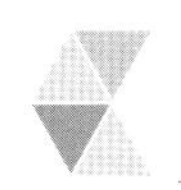

第一節 「倫理」的意義

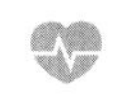

基本而言，「倫理」一辭的簡單含意可以經由直接剖析「倫」與「理」二字而得：

1. 「倫」可定義為人與人之間的互動關係，譬如：父子關係、上司與下屬（君臣）的關係、丈夫與妻子間的關系、兄弟手足間的關係、朋友間的關係等等。

2. 「理」則為人們在日常中所依循的規範與道理，換言之是眾所周知與被大眾所認可的行徑，其中包含各種關係間的責任與義務，例如：父慈子孝、兄友弟恭、忠臣與仁君、夫唱婦隨等等。

綜合以上所陳述，「倫理」是指人群中各種身分和角色，在彼此互動時所應該秉持的正確合宜原則。所以在「倫理」的指標下，有兩個問題常常被討論：「我們應該做哪些事才是對的」，接著要問「要如何進行這些正確的事」。

討論與分享

朋友之間應該是友直(以正直坦然的態度相處)、友諒(包容彼此的差異性與寬恕過失)、友多聞(言談中要傳達合時又正確的訊息)。

試問：現在電子傳輸科技發達，無邊際的網路幾乎難保個人隱私。透過facebook、line、部落格等路徑，與寫信（email或手寫信件）問何者較能達到友直、友諒、友多聞？若你願意，歡迎分享個人曾有的經驗。

討論與分享

陳先生經商多年，他本人負責對外業務，公司內部交給陳太太管理。2008 年經濟不景氣，許多出貨的支票無法準時兌現，但是公司需要支付原料商費用，為了周轉現金，由陳太太為擔保人，陳先生向銀行借款 200 萬，分十年攤還，利率為 5%。由於遲遲無法回收客戶所積欠的貨款，以至於沒能按月償還銀行的貸款，陳先生此時離家出走，陳太太只好兼差清潔工，並到餐廳廚房工作，以十年的時間還清銀行債務，同時向法院提起離婚請求（民法第 1052 條裁判離婚的原因之一為：夫或妻一方生死不明已逾三年者，或是如有難以維持婚姻之重大事由者亦可請求判決離婚）。

試問：陳先生所行符合倫理的期待嗎？陳太太的離婚請求是否合宜？

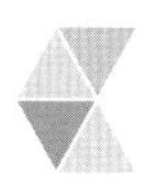

第二節　「倫理」的功能

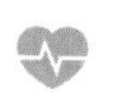

不容諱言，人的基本特質為團體群居，因此而有社區、社團的產生，進而形成具規模的人群社會，甚至發展成為一個國家或是部落。當許多的個人相聚往來互動時，就需要規範群體的活動，此時「倫理」便發揮功能，簡言之、倫理所關心的不僅僅只是我們究竟做了什麼，而是我們應該如何正確地為人處世，所以倫理的功能應具有以下幾項特質：

1. 促進個體間美好良善的關係，例如：妻不嫌夫貧、子不嫌母醜、子女要孝敬父母、為君者要體恤民情、為公者要盡忠職守、兄弟姊妹應彼此友愛、鄰里間要敦親睦鄰、為富者常行濟弱助貧等等。
2. 使群體中的個體能夠自律自重，例如：信守承諾、不能占有他人之物、不監守自盜、不做偽證、不欺負弱小、不亂丟垃圾、拾金不昧等等。

3. 作為解決衝突時的判斷依據，例如：己所不欲，勿施於人；勿以惡小而為之，勿以善小而不為；勿以私人物品占據公共空間；個人的自由不可影響他人的權益等等。
4. 給予人性發展與行為模式提供正確的方向，例如：人之初，性本善，性相近，習相遠，苟不教，性乃遷；唇亡齒寒；兩個人總比一個人好，三股合成的繩子不易折斷；君子愛財，但要取之有道。
5. 促進社會和諧與安定國家，例如：鄰居間守望相助、治安良好、處處有好人做好事、時時有愛心在每個角落、不爭先恐後與彼此禮讓等等。

案例分享

某位媽媽坐公車時，看到車上的博愛座已經被年輕人坐滿了。年輕人有的聽著耳機，有的低頭睡覺，有的正在聊天。公車開到某一站時，有一位老先生牽著小孫子上車，車內雖不擁擠，可是也沒有空餘的座位，老先生扶著車上的欄杆，用身體圍著小孫子，兩站之後便下車離開。這位媽媽把當時的情景以手機照下並且 po 上網，同時標題為「冷漠的年輕世代」，引起許多人的回響，有的指責那些坐在博愛座的年輕人，有的認為博愛座不應該只給老人與孩童，凡是身體不舒服或有需要者都可以坐。無論所持意見為正面或反面，基本上沒有人反對設立博愛座，因此、設置博愛座代表幫助有需要者的倫理精神。

小測驗

請問下列哪些句子所描述的情形是倫理所關切的？

A. 我國上一季出口量增加 50%。

B. 出生人口的減少造成少子化現象。

C. 好賭的兒子言語威脅向媽媽要錢。

D. 王同學考試不作弊。

E. 王警察婉拒當事人的謝禮。

解答：C、D、E 為倫理所關心的主題：兒子當孝敬與奉養父母、考試不可作弊（誠實）、盡忠職守（不收取紅包）。

★倫理內涵的小說明

社會上人們普遍認同「人為財死，鳥為食亡」這句話，做生意就是要賺錢。時下新聞常常報導夫妻婚姻中頻繁發生外遇事件。對於倫理而言，重點並非討論不正確牟利或外遇的實際發生過程，更不會因為大家普遍認同與發生次數頻繁，就把這些行為合理為正確的行為。倫理是要求誠實做人、正直做事、信守承諾，違反這些原則的人與事都違反倫理。

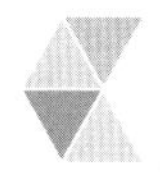

第三節 「倫理」與「道德」

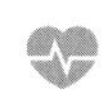

「倫理」所形成的規範是個人與群體行為的道德基礎與價值觀核心，而「倫理」的內在精神就是要產生善良的動機，然後外顯為善良的行為。群體因為內在的倫理力量所認可或鼓勵的好行為就形成「道德」，最終符合「道德」的實際行為就是正當的行為，具有對群體風氣有正面的良善影響，違反「道德」的行為就是不正當的行為，當然對群體風氣會有負面的影響。

據此,「倫理」與「道德」間的關係如下:

1. 「倫理」猶如是內在的精神力量,「道德」是外在行為的良善引導指標。

案例分享

倫理強調老吾老以及人之老，幼吾幼以及人之幼。意思為在孝敬自己家中的長輩時，同時要顧念到其他的老人家；照顧疼愛自己的孩子時，也要顧到別人的孩子。

在道德上的呈現是：老人家上下公車時，司機與乘客要有耐心，讓老人家慢慢地上下車。又如開車要轉彎時，看到有老人家過馬路，應該特別稍有耐心等待。坐電梯時讓老人家先進出電梯。看到小孩子獨自在路邊哭泣，應該主動關心或是報警協助。學校發動募捐活動，為要幫助某同學的特別需要時，家長願意慷慨解囊。

2. 先有「倫理」為架構基礎，然後才形成所謂的「道德」標準。

案例分享

百善孝為先是固有的子女反哺父母生養之恩的倫理觀，強調為人子女孝敬父母位居所有善行的第一位，意謂不知孝敬父母的人，也不可能善待他人。所外顯出來的道德標準為：

父母在，不遠遊，遊必有方：父母健在，不要隨意地遠行太久，即使真要遠行，也要讓父母知道遠行之處和何時歸來。

父母之所愛亦愛之，父母之所敬亦敬之：父母所喜愛的，兒女也要懂得欣賞；父母不喜愛的，兒女則要避免提及，以免惹父母的氣，傷父母的心。

身體髮膚受之父母，不敢毀傷，孝之始也：子女的身體是母親十月懷胎，經過生產的痛苦而使子女順利地誕生世界，為人子女要善加愛惜自己的身體。父母劬勞地養育子女成長，因此不可以做出傷害自己與他人生命的舉動，這是最基礎的孝道。

3. 當「倫理」規範有所變遷時，「道德」力量也會隨之動移。

案例分享一

政府舉辦好人好事楷模與孝親模範表揚，皆為凝聚社會良善的力量，以樹立榜樣鼓勵此種好行為，透過典範提醒公眾原有的正確倫理觀，加強堅固社會中符合此倫理觀的道德行為，進而在無形中譴責違反此倫理觀的不道德行為。

案例分享二

不再有貞節牌坊

從前女子出嫁後，丈夫因病或因意外而過世，女子選擇不再改嫁，獨自辛苦地扶養子女成人，孝順公婆到其終老，為表揚此種婦女的美德，就會樹立貞節牌坊。到現代的社會，婦女這種自我犧牲的表現依然受到讚揚，但是已不再被認為是女性必要的德性，即使選擇再次的婚姻，亦被視為自然現象，因此貞節牌坊也不被社會所重視了。

討論與分享

1. 一位兒子因為經濟因素，無法救治病重的母親，而偷竊隔壁鄰居家的財物，於「倫理」與「道德」該如何看待此事？
2. 某位父親因經商失敗而離家，使妻子獨自撫養三名幼子成年，數年後出走的父親又老又病的回來尋親，此時妻子和成年的兒子應該如何面對失蹤多年的丈夫與父親？

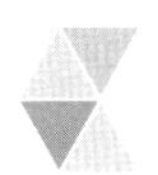

第四節　「倫理」、「道德」與「價值觀」

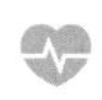

「倫理」既是內在的精神力量，以「道德」行為展現在群體中，兩者共同建構一道「價值觀」橋梁。「價值觀」可定義為個人的思想、想法、判斷準則等等，常聽到人們說「我覺得這件事……」或是「我感到這個人……」，基本上如此的言談是將心中所存的價值觀具體表達出來。

「倫理」和「道德」雖然能顯著地影響個人或群體的價值觀，但是每個人的主觀生活經驗常常更左右價值觀的形成，而依據經驗所產生的價值觀，可能不一定完全吻合「倫理」和「道德」的期望，若是負面的經驗過多或過強時，便容易出現違反「倫理」和「道德」的情形。

討論與分享

長期在家庭暴力陰影之下，夫唱婦隨的「倫理」和「道德」期望受到挑戰。

1. 某位丈夫有酗酒習慣，酗酒後便情緒失控，傷害妻子與砸碎家中物品，但是當沒有喝酒時，便沒有暴力現象出現，這種家庭氛圍使妻子和兒女長年陷於恐懼中。

試問：妻子與成年後的兒女拒絕與父親團聚，此情是否可憫？

2. 某位年輕人清早出門準備去上班，過馬路時見到一位被機車(轎車)撞傷的老婦人，此年輕人馬上協助就醫與聯絡親屬，並報警處理，老婦竟然指控這位年輕人便為肇事者，雖然事後經過調查而還原真相，但是從此之後這位年輕人再也不願意伸出援手幫助他人。

試問：若你是這位年輕人，會抱持相同的心態嗎？

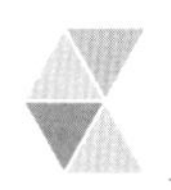

第五節　「倫理學」的分類

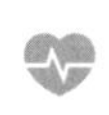

倫理學被歸類為「規範倫理學」和「非規範倫理學」，前者以務實的觀點直指正確的行為模式，提供人們在現實環境中的生活指引。相較之下，「非規範倫理學」以闡釋和解釋與倫理學有關的定義及理論，然後推論成為當有的價值觀和道德。

案例分享

1. 「規範倫理學」的例子：王同學的爸爸早逝，媽媽在市場賣早餐，王同學每天上學，都先幫媽媽到市場擺好攤位，然後才到學校上課，下課後則幫著媽媽準備第二天的早餐食材。在學校裡，王同學不僅每次考試都是第一名，而且又友愛同學，是大家都認為的孝子。
2. 「非規範倫理學」的例子：孝順是指能夠使父母親感到安慰與開懷的好行為。具體行出孝順的子女就是孝子（女）。

本處僅採用規範倫理學為本，從群體及個人間的互動關係劃分倫理的類別：

▲ 依照倫理規範所轄及的群體範圍，加以分類為以下

1. 廣泛性的社會倫理：廣義而言，每個社會都有一套基本的「倫理」觀，不論性別、職業、居住地區、種族的差異，都奉行這套核心倫理觀為圭臬，前面內容所談提的父慈子孝、兄友弟恭、忠臣與仁君、夫唱婦隨都屬於此範疇。

案例分享

指鹿為馬的典故

中國的秦朝第二個皇帝時，有個丞相，名字叫趙高，他把持朝政又獨攬大權，更想篡位，由自己當皇帝。有一天他想出一個方法，目的為了試探那些人支持他，那些人反對他。某日趙高當眾叫人牽了一頭鹿來，假裝是要獻給皇帝，並且在眾人面前指著鹿說：「這是我要獻給皇帝的馬。」秦二世哈哈大笑地說：「這明明是一頭鹿，怎麼變成是一匹馬呢？」於是趙高問在場的人：「這究竟是鹿還是馬？」由於大家都很害怕趙高，有的人就裝聾作啞，有的人則是討

好趙高，應和地說獻上的是馬，而一小部分正直的人堅稱說是鹿。最後趙高就把不應和他的人都殺了。以後的人對於凡是說謊話，為要逢迎巴結高官權貴者，都稱他們是指鹿為馬，藉此否定不誠實的言語和行為。

2. **特定團體的倫理**：總體性的倫理觀經常是只針對一般性的群體和個體間互關係，多為方向式與概略式的指引，於是為因應特殊性關係的規範需求，許多個別型的倫理規範便應運而生，例如：商業倫理、護理倫理、醫師倫理、會計師倫理、律師倫理、幼教倫理等等。值得關注的是，特定團體的倫理不該有違廣泛性的社會倫理。

案例分享

社會的經濟活動越來越複雜，各大和各種企業機構對於社會民眾，從生活面與精神的影響力也愈來愈顯著，造成企業決策的影響，不僅只焦集於自己內部的人員，也直接是民眾的生活與社會秩序的關鍵，所以企業不能只講求營利與員工福利，也要關注對於社會的責任。故此、企業活動是否合乎社會的倫理道德標準也愈來愈受到大家的重視。在此之前提，企業倫理可視為個人倫理道德的延伸，社會整體倫理的一環，把倫理道德的規範應用在商業行動中，也以倫理道德的觀點來分析商業活動中所發生的爭議事件，例如：將過期的食品從新標示日期，佯裝仍在安全期限內，依然在賣場上架販售，此不僅違反企業倫理，同時也不容於社會倫理，更觸犯法律。

案例分享

於 2017 年 10 月 28 日中國時報中，有一則報導如下，可供參酌：

新聞標題：過期品改標賣 冬粉標示不實

刊載內容： 馬瑞君、林欣儀／台中報導

在中部地區查獲某食品公司，涉嫌將包裝毀損或已逾有效日期的下游廠商退貨產品，重新包裝後再以新品出貨。該區地檢署檢察官接獲檢舉疑有食品行販售黑心食品，便指揮保七總隊三大二中隊、食藥署中區管理中心及台中市衛生局等單位，持搜索票至該公司搜索，現場查獲 16 項產品已逾期，共 95.58 公斤，當場封存。

衛生局指出，貨架上已分裝的某成品 436 包，依訂單為 2017 年 7 月 10 日進貨、該食品製造日期為 7 月 3 日，但該公司涉修改有效期限標示為分裝日往後推 3 年，有標示不實情況。但業者表示是疏失，是準備丟棄、尚未處理的產品。檢方偵訊時，業者原本否認有標示不實、販售過期商品行為；但 2 名員工均坦承，工廠嫌將包裝毀損或已逾有效日期的下游廠商退貨產品重新包裝，待下游客戶訂購時，就看不出原有效日期，儘管已放置數月，仍以新產品訂出製造日期，打印包裝上再售出。檢方依違反《食安法》向地院聲請羈押，台中地院開庭時，業者坦承部分行為，法官改以 10 萬元交保；2 名員工坦承犯行，檢方諭令限制住居。

▲ 以動機劃分倫理的規範

最直接的問題是：為什麼某人願意去做某件事？

1. **義務性的倫理規範**：沒有任何目的，只因為認為該承擔而承擔，例如：兒女孝敬父母是天經地義的事，用功讀書是學生當盡的本分，做員工應該要準時上班等等。

案例分享

劉先生的身體孱弱，只靠打零工支撐家計，四個學齡的孩子中，老大已經將於暑假五專畢業，主動表示自己是家裡的長子，理應為爸爸分擔經濟壓力，所以願意暫緩繼續升學，先就業賺錢，減輕父親的重擔，讓弟弟妹妹們能夠完成學業。

2. **企圖性的倫理規範**：企圖性的倫理規範具有追求有形效益的特質，所要回答的問題是：好行為可以帶來何種利益？而所謂的利益又可分為「利己」與「利他」兩類，個別解釋與範例如下：
   (1) 利己的倫理觀：以追求自己的利益為最主要考量，例如：孝敬父母是希望能夠比其他弟兄姊妹多分得遺產，用功讀書是希望金榜題名，準時上班是希望年終考績拿到甲等。
   (2) 利他的倫理觀：以追求他人或是公眾利益為出發點，例如：禮讓老弱婦孺，投入義工行列，保護瀕臨絕種的動物等等。

案例分享

張護理師於國中時，母親因為癌症而病逝，目睹母親過世前的痛苦，更體會到家人的煎熬，於是當時就決心將來要成為護理人員，可以幫助和陪伴與自己有相同經歷的病人與家屬。當自己真的成為護理人員時，張護理師的心中常常思索如何減輕病人的痛苦，或是會主動陪伴家屬，傾聽他們的心聲，即使自己無法改變結果，但是仍然陪伴著他們。

3. **品德觀的倫理規範**：與追求外在效益相對照，另一種倫理觀是著重生命的精神意義，強調倫理本身不是以評定對與錯、是與非、善與惡為目的，而是要活出正確的人生，所以重點是「我要成為一個甚麼樣的人？」，因此要經過教育和樹立楷模，學習良善的標準和仿效美好的榜樣。

案例分享

陳同學的父親在巷口擺攤賣麵，因為用料新鮮，價格很公道，所以客戶很多，陳爸爸賣麵賣了二十多年，陳同學也長大有了自己的工作。常常想到陳爸爸一邊預備材料，一邊告誡兒時的他「做人先要有良心，做事要認真，賣麵雖然是小工作，但是也要當作是重要事，想想客人吃下去的東西，會影響他們的健康，我們就要好好地做。賺不賺大錢沒關係，但是要活得心安理得。」「爸爸沒有讀多少書，不過還知道做人的道理。這是你阿公教的。」這些話時時會出現在陳先生的腦海中，每天坐車去上班時，就想到賣麵的老爸爸。

▲ 新興的倫理規範

如前所述，「倫理」既然是規範個人與群體行為的道德基礎與價值觀核心，隨著人類生活行為的多樣化、科技化、商業化，使得原有的核心倫理規範外，新的倫理規範也衍生而出，有幾項可稍加介紹：

1. **研究倫理**：當研究風氣越來興旺時，以人為主要研究對象，無論是透過行為的觀察、實際的參與某種活動、接受某種實驗、進行電話或是面對面的訪談等等，都難免可能涉及公眾道德和個人權益的爭議，所以接受研究的個體需要受到保護，以便研究的進行是在充分尊重研究對象的權益下進行，此時進行研究的人員當然必須擔負應盡的責任。在此前提下，研究倫理委員會便林立於各研究機構，常常需要思考的問題是：如何在尊重受試者或參與者的權益及感受下進行此研究？甚至要易地而處地反思：如果有別人來研究我，我會希望怎麼樣被對待？

討論與分享

每當選舉來臨時，常有所謂的電話民意調查，詢問對於某政黨或是對某位候選人的支持與否。

範例：王先生在下班回到家，吃完晚飯後，約八點多電話聲響起，拿起電話便聽到一位知名男士表示其代表○○○，需要打擾五分鐘，想了解王先生對○○○的支持傾向，並緊接詢問王先生的年齡、教育程度、職業別。

試問：此種情形是否違反研究倫理？

2. 動物倫理：人類與動物接觸的頻繁度與日俱增，某些動物早已經被視為寵物而與人們共同居住。除此之外，許多藥物或科技的實驗，在應用到人體之前，都必須經過動物實驗，常見的有大小老鼠、兔子、猴子、豬、狗等等。隨著倫理意識覺醒，許多人士也開始疾呼要重視動物倫理，換言之要人們省察自己對待動物的方式是否恰當，例如：歐美許多國家早已比照以人為研究對象的標準，成立所謂的動物倫理委員會，要求進行動物實驗之前，所有的研究計畫皆送到該委員會審查，獲得許可證書後，方可進行動物實驗。又如：飼主在無能或不願繼續豢養原有的寵物時，其處理方式也應該獲得重視。此外、對於流浪動物的對待方式也已成為時下熱門的話題。總而言之，動物倫理觀念的崛起意謂著人類與動物間的接觸日日趨向密切。

討論與分享一

以動物替代人類食用某種實驗性藥品。

試問：為了研究某種藥物對於皮膚癌的療效，某實驗室將無毛的老鼠植入此癌細胞，這種舉動是否合宜？在人類的福祉與動物倫理間應作何取捨？

討論與分享二

將可愛的小狗當作人類小孩般的撫養。

範例：李太太抱著三個月大的女兒在住家附近的公園裡散步，迎面而來一位年輕女士也推著嬰兒車，並且時常低頭與嬰兒車內的「孩子」說話，李太太微笑地趨前預備寒暄，靠近時才發現嬰兒車內是一隻小狗狗。

試問：以打扮小幼兒的方式對待小狗是否合宜？小狗狗會喜歡原本的自己或是喜歡被當成人類的小幼兒？

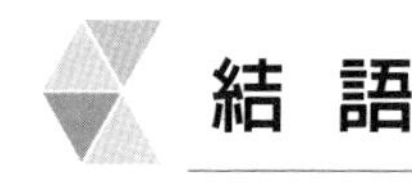

結語

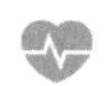

「倫理」深及思想層面，也涉及行為表現，所以具有表裡合一的內涵。隨著人類社會的多元又多樣變化，「倫理」所討論的範圍擴大且更加複雜，因此需常常檢討和反思。有一項重點是應該牢牢地被把握：良善的精神不可廢，永遠以創造人類的福祉為核心。舊有的思想與行為並不一定代表落伍，傳統智慧中很可能蘊藏良善的力量，需要加以堅持地被保護；良善的精神也可能出現在新的思潮裡，需要大家以寬廣的態度去欣賞，並重新架構價值標準。總言之，追求「何為美善」與「擇善固執」是重要的倫理課題。

案例分享

食品安全事件的反思

2013 年 10 月 16 日，大統長基食品廠股份有限公司所生產的「大統長基特級橄欖油」，橄欖油含量不到 50%，且還添加「銅葉綠素」調色，標榜百分之百西班牙進口特級冷壓橄欖油製成，強調 100%特級橄欖油、「特級初榨橄欖油（Extra virgin olive oil）」等對外銷售，添加低成本葵花油（從葵花籽中提取）及棉籽油（棉花籽提取）混充，經查扣膏狀不明添加物，業者辯稱是葉綠素，卻提不出證明，彰化地檢署與彰化縣衛生局食品衛生科，認為業者恐觸犯《食品衛生管理法》、《刑法》詐欺罪以及摻偽罪（可處 3 年徒刑），已要求業者將特級橄欖油等相關產品下架，工廠內負責生產特級橄欖油的生產線也暫停。

試問：這件震驚社會的食用油安全事件，其背後真正的隱憂為何？

資料來源：維基百科（2017，11 月 10 日）．*2013 年臺灣食用油油品事件*．取自 https://zh.wikipedia.org/wiki/2013 年臺灣食用油油品事件

討論與分享

有一對父子牽著一隻驢子從鄉下進城市，一路上由兒子騎著驢，父親則牽著驢走路，在半路上有人搖著頭說「真是不孝啊，父親走路，兒子舒服地騎驢」，此時父親趕緊也坐上驢，父子兩人坐騎著驢繼續前行。走著走著，又有其他路人指著說「可憐的驢子，背上坐著兩個人，真是辛苦喔」，父子兩人想想路人的話有道理，所以趕緊下驢被，牽著驢子走路。快到城市時，旁邊的路人又說了「驢子是用來馱重物或是讓人騎的，看看他們多有趣，竟然自己走路」。

試問：第一個路人、第二個路人、與第三個路人中，個人所持的觀點有何不同？如果你是那對父子，會作何反應？

參考文獻

中國時報（2017，10 月 28 日）·*過期品改標賣　冬粉標示不實*·取自 http://www.chinatimes.com/newspapers/20171028000473-260107

維基百科（2017，11 月 10 日）·*2013 年臺灣食用油油品事件*·取自 https://zh.wikipedia.org/wiki/2013 年臺灣食用油油品事件

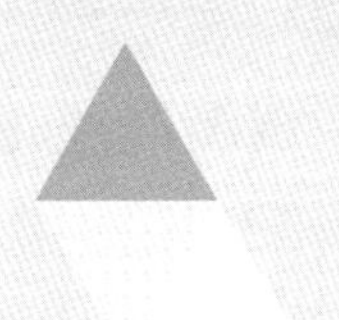

Chapter

2

倫理概念的建構

第一節　倫理與文化

第二節　倫理與宗教

第三節　倫理與價值觀

第四節　倫理與風俗

第五節　倫理的形成與維持

第六節　「倫理」規範的適當性

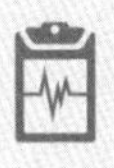

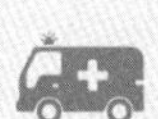

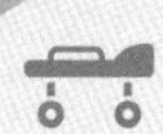

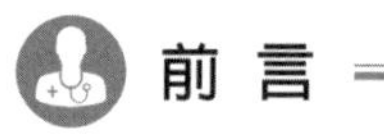

前言

「倫理」是一股無形的實質力量，規範群體的行為模式。「倫理」的形成是日積月累的結果，其中揉和許多層面的觀念與理論，例如：文化、宗教、經驗、價值觀、風俗等等，因此倫理概念的建構是一個交錯複雜的過程。被社會所接受與持守的倫理觀，常因大環境的變遷，而需要調整或是更新，但是激勵行善與光照人性良知的原則應該堅持到底。

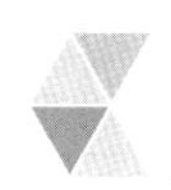

第一節 倫理與文化

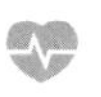

文化是長期生活經驗累積所產生的自然行為和思想模式，由於與生活經驗有關，所以有個別性與特殊性，例如：在群聚部落中，每個部落由自己的生活經驗產生該部落的文化；又如在企業界，每個公司也有自己公司的文化；再如於醫療體系內，各家醫療院所常具有該院所的文化。因此從廣泛度相比較，倫理注重整體環境中的所有個體與群體的相容性與共通性，文化則有地域性、團體性、種族性的差異，此處以粽子做簡單的說明：**台灣地區在端午節時，家家戶戶都會包粽子，但是粽子的內容物與烹煮法卻有南北區域的不同。北部粽子以先炒糯米後，進行包餡料，然後予以蒸熟；南部粽子則是將浸水後的糯米混入花生，包入餡料後放入水中煮熟**。以此推演，文化可被視為一種地區性的規範法則，而倫理是跨地域性的通則，例如：**禮、義、廉、恥便是放諸四海皆准的倫理法則**。

討論與分享

每年過年除夕時，在外地就業就學的家人也都於此時返抵家門，家家戶戶都團聚共享年夜飯，俗稱為圍爐。

試問：每年過年時有哪些人無法與家人圍爐？此是否為一種遺憾？

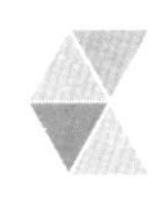

第二節　倫理與宗教

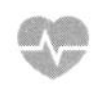

在人類的歷史上，宗教扮演著人們精神寄託的角色，具有安慰、鼓勵、引導方向的功能。各宗教都有其中心思想，此泛稱為宗教倫理，一般所謂的宗教倫理是某種宗教信仰者的內在思維，也同時以外在行為實踐此內在思維，例如：「愛」是基督教聖經思想的核心，愛鄰舍如同自己是聖經對信仰耶穌基督者的教導，這就是一種以愛為出發點的宗教倫理。**現代護理的始祖佛羅倫斯・南丁格爾便是此信念的最佳實踐者，在有關的傳記中明白指出，因為對上帝的愛而將一生奉獻，服務傷病與殘弱者，源自這股信仰所產生的力量，提振護理教育，將護理更新成為助人的專業，不僅造福那個世代的人們，美好良善的成果也流傳至今。**每個宗教皆有其主稱的宗教倫理，即使彼此之間皆有不同的論點與重點，但都是強調為善面，例如：愛人如己、勿殺人、勿偷盜、去惡行善等等；也有俗話說「善有善報、惡有惡報，不是不報，只是時候未到。」此為由宗教產生的約束力量，警戒人不可做壞事，因此各宗教都可彙整成為人群社會倫理的一部分，且共同的目標應是使社會更美善，創造人類共同的利益及福祉。

討論與分享一

基督教聖經中的十誡內提及：孝敬父母、不可殺人、不可姦淫、不可作假見證、不可貪婪。

試問：上述的十誡條文是否吻合我國的倫理規範？

討論與分享二

聖經上有一段紀載：有一群宗教領袖人帶著一個行淫時被拿的婦人來，叫她站在當中，就對穌說：「夫子，這婦人是正行淫之時被拿的。按照我們的宗教律法上的規定，我們該把這樣的婦人用石頭打死，你說該把她怎麼樣呢？」他們說這話，乃試探耶穌，要得著告發他的把柄。耶穌卻彎著腰，用指頭在地上畫字。他們還是不住地問他，耶穌就直起腰來，對他們說：「你們中間誰沒有罪的，就可以先拿石頭打她。」於是又彎著腰，用指頭在地上畫字。他們聽見這話，就從老到少，一個一個地都出去了，只剩下耶穌一人，還有那婦人仍然站在當中。耶穌就直起腰來，對她說：「婦人，那些人在哪裡呢？沒有人定妳的罪嗎？」她說：「主啊，沒有。」耶穌說：「我也不定妳的罪。去吧，從此不要再犯罪了！」

✦ **背景說明**

當時的政府是羅馬政府，這個婦女的罪應由羅馬政府依照羅馬法律處以杖刑。宗教領袖是以宗教誡律定這個婦女的罪，認為應該以石頭打死她。

試問：耶穌為什麼沒有定這個婦女的罪？

解釋：耶穌並非認為這位婦女的行為沒有罪，而是希望這位婦女不要再犯罪了。

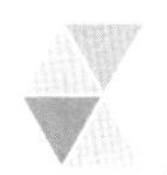

第三節　倫理與價值觀

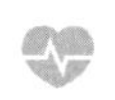

人人一出生時都具備某種價值判斷標準，但是不一定符合社會的規範，必須靠著後天的團體道德教育，才能夠了解並接受正確的價值判斷，所以、人常常必須在許多的情境中做出合宜的選擇。倫理既然是被社會所公認與接受的一種規範，換言之其為潛移默化於群體內的價值觀與行為標準，故此倫理具有排除少數異端的特質，例如：互助合作是倫

理所強調的群體互動關係模式，那麼各人自掃門前雪，莫管他人瓦上霜的自私自利風格，便為群體所不允許，自然易被排除在外，因與群體格格不入。故此、價值觀也是倫理的一部分，價值觀是個人或群體對於人與事的看法，以個人的利益得失為考量；價值觀也反應在個人認為何事優先或何人重要，會將重要的人與事列為優先，傾向與重要的人較多往來，例如：當丈夫將事業的重要性列為比妻子共進晚餐重要時，則會將時間與生活重心集中於發展事業；又如：父親認為學歷比發展個人興趣更重要時，便會頻頻催促兒女注重學業成績。再者、若價值觀偏向利他主義者，則會重視社會公益與考量團隊目標；反之、以利己為中心思想者，當然較多算計個人的利害得失，兩者最鮮明的對比為以下：**天下為公而置個人生死為度外，人不為己則天誅地滅**。

案例分享一

父母與孩子的選擇不同時，該如何取捨？

王先生是位仁心仁術的好醫師，與太太育有一子一女，對女兒雖是疼愛萬分，但一心只要女兒覓得良緣即可。對兒子則是高度期盼，希望能子承父業，可是兒子卻另有所喜好，因此爸爸和兒子常有爭執，媽媽須扮演和事佬。

試問：

1. 王先生為何對女兒與兒子的期望落差甚大？
2. 子承父業是當然的原則嗎？
3. 兒子沒有達到父親的期望就是不孝嗎？

案例分享二

老王常常習慣上班遲到 5 到 10 分鐘，每每都需要同事幫忙掩飾，以免科長發現後被訓斥。久而久之老王也習慣了這種情形，同事們也見怪不怪，直到某星期二，老王遲到上班將近 30 分鐘，同事們也都無法掩蓋了，科長不僅訓斥老王一番，更是數落同事們的長久包庇行為。老王回應「我又沒有耽誤公司的業務，公司又沒有損失，我根本沒有錯。」

試問：老王真的沒有錯嗎？同事們的包庇行為正確嗎？

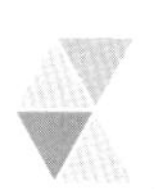

第四節　倫理與風俗

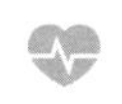

風俗是指一個地區或是一群人做事的習慣性風格，非常地方化且根深蒂固，通常不涉及正確與否的層面，著重在如何做較恰當，符合該地區與族群體的期望。風俗的形成與生活環境有關，也和當地的宗教信仰結合，常常表現在日常生活的食、衣、住、行的細節中，例如：中國地區可概分北方人喜愛吃麵食，南方人以米飯為主，此與南、北的農作生產息息相關。又可說，風俗習慣既然為定型的日積月累慣性，當然具有強大的固定特徵和經驗痕跡、有助於凝聚社會的共識、加強社會的團結、提升社會的和睦。既然風俗習慣幾乎無關對與錯或是正義與邪惡，只強調處事的風格和生活習慣，著重於所認可的待人處事接物之模式，所以只要外來者能夠入境隨俗，表示對當地民眾的尊重，便可相安無事的共處。

與倫理的全面關相比較，地方性的風俗則顯得極其個別化，但是、地區化的風俗基本上不可與全國性或全民族性的倫理相牴觸。進一步地說，地方性的風俗可被視為奉行整體性倫理規範的區域性方法，所以、各地區的方法可有差異，而至終應為精神合一。

討論與分享一

有朋自遠方來，不亦樂乎，接待方式的比較。

試問：難得的好友從國外歸來，特別到家中來相聚，此時是泡茶、泡咖啡、或是準備奶茶接待，何者最適宜？為什麼？

討論與分享二

迎親習俗的比較

台灣地區，新娘迎娶後在入大廳時要過火爐，意味除去一切邪氣。原住民的泰雅族，在婚禮上是新郎親自背新娘，代表著一生一世相互扶持。歐美的婚禮喜於教堂舉行，父親牽著新娘走入禮堂，將新娘的手交給新郎。

試問：1.你喜愛哪一種形式的婚禮？

2.所有婚禮的最重要祝福是甚麼？

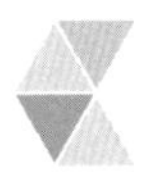

第五節　倫理的形成與維持

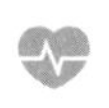

一、倫理的形成

人群中的廣泛倫理是一種沒有以黑字寫在白紙上的規範，可是仍然具有約束社會與個人行為的力量，這份無形的力量不是一日成型的，經過時間的流轉，去蕪存菁後，方產生所謂的「倫理」。以下簡單地條例倫理的形成：

1. 透過人際互動過程中自然演化累積的，例如：禮尚往來，受禮不還，非君子也；要知恩圖報，受人點滴，湧泉以報；烏鴉尚知還哺之恩，為人子女當知孝敬父母；浪子回頭金不換，所以、知所悔改，善莫大焉。
2. 排除不良善，無助於社會和人群利益的負面及暗昧行為，例如：做生意時要和氣生財，要童叟無欺，不可偷斤減兩，不可魚目混珠，不可掛羊頭、賣狗肉等等。
3. 某些人的理想獲得多數人的認同，例如：帝王君權時代，君要臣死，臣不可不死；民主時代則為民有、民治、民享。由君權到民主是少數人的理想，經過奮鬥的過程，成為絕大多數人的認同，現為世界的主要政治體制，也代表思想與規範的更迭。
4. 社會群體的自發性良善行為，例如：不爭先恐後推擠，要先到先買地排隊購票；公共場所不可喧嘩吵雜；不可毀損公物，此乃民膏民脂；多數人尊重少數人的意見，少數人服從多數人的決議；凡事講求證據，不可冤枉他人。

討論與分享

遠親不如近鄰好

1. 李先生李太太出遠門，數日後才會返家，隔壁張太太於某日中午，突然聽見李先生家隱約傳來雜音，前去試著敲敲門，無人回應，心想可能出事了，於是趕緊報警。

試問：此時此景，遠親和近鄰，何者最能產生幫助？

2. 林先生因為車禍住院，家中經濟突然陷入僵局，林太太忙著醫院照顧先生、同時要處理公司的工作、家中還有兩個小孩，只好請公公與婆婆前來幫助，兄弟姊妹籌錢度過難關。

試問：此時此景，遠親和近鄰，何者最能產生幫助？

二、「倫理」的維持

「倫理」雖然具有維繫人群關係與秩序的力量，但那僅是種發自良知與良心的非制約規範，因此、「倫理」本身也需要透過外在的團體動力，和個人的內在自我要求等加以維護。

1. 社會的之力量：透過公共輿論所產生的壓力，當有人違反「倫理」的規範時，大眾言語的指責和唾棄與規勸，可對於違反者產生制止的果效，但是、這端賴整個群體對於事件原由和既有的規範有多少的共識程度，當然也與當事人的反抗強度有關。

討論與分享一

上班時間不可做個人事務

張小姐本身有份朝九晚五的規律職業，但是為了增闢財源，而接受某位女士的建議，同時兼差賣有機營養品與保養品，除了中午時間向同事介紹產品外，也以發簡訊的方式向朋友招攬。

試問：張小姐的行徑是否可被接受？主管與同事應該加以制止嗎？

討論與分享二

葉先生是家中的獨子，從小到大均受父母與祖父母的寵愛，雖然做錯事時仍會予以糾正，但也流於輕輕帶過，因此養成驕縱的性格。高中時因為朋友的要求，以無照駕車載著女友，車速過快而失控撞上對方來車，造成三死一傷的慘劇，受傷的葉先生事後不敢露面，僅由家屬出面道歉，表示願意和解，而從始至終當事人葉先生均未出面。此事引起社會大眾的關注，輿論不斷地譴責和糾正，最後葉先生才頭戴安全帽的出現，向死者與家屬道歉。

試問：這個事件的最大責任應該歸究於誰？葉先生為什麼最後願意戴著安全帽，出面向死者與家屬致歉？

討論與分享三

一位父親因為突然被裁員，失去工作的他，想到中風在家的老母親，和三個上小學的孩子，在工廠辛苦上班的妻子，因此、只好每天佯裝依舊出門上班，到處應徵工作，時間到了就若無其事地下班回家，所以家人沒有察覺異狀，直到某天警察找上門時，太太才知道先生為了如期拿出薪水養家，竟然一時無法把持，偷了便利商店內的現金。店家報警後以監視器循線找到家裡來，知道事實的警察雖然都寄以同情，但是仍然依照偷竊罪移送法辦。

試問：當犯案動機可憫時，偷竊行為依舊應該受到譴責嗎？

2. 個人的內化作用：所有的倫理規範都必須經過潛移默化的過程（可稱為內化作用），方能深植社會之中與個人之內，所以、深植的深度有多深，深植的堅固度有多強，決定「倫理」是否能被輕易地撼動。

討論與分享

落葉歸根，不要客死他鄉

張老先生在家中的浴室洗澡時，不慎意外滑腳而跌倒，撞及頭部而失去意識，家屬緊急送醫急救，但是已經回天乏術，此時家屬要求以呼吸器維持張老先生的呼吸，然後以救護車送回家後，才拔除呼吸器，表示張老先生是於自己家中過世。

試問：家屬的此項要求是否為無意義的多此一舉？此要求的背後動機為何？

倫理的內化作用可經由下列三項教育途徑：

(1) 家庭教育：社會中的每一個人都來自家庭，除了因為血緣關係所形成的原生家庭之外，或是經由法律上的關係所形成的認養家庭，還有機構式的照護家庭也存在社會中，這些家庭對於成員的思想、心態、觀念、行為等等都具有影響，因此、家庭是傳承倫理規範的核心單位。

(2) 學校教育：學校是政府或是私人為教化社會大眾、傳遞知識、技能、品格養成、學習人際互動所設立的正式組織與機構。如果家庭被視為養育的基礎單位，學校就是擴展家庭功能的延伸單位，是許多家庭教養的結果以學校為練習場所，讓年輕的下一代進一步學習正確的群體思想、價值觀、待人處事、服務人群、修養品格等等。透過學校的正式群體教育模式，讓既有的倫理觀很有系統地進入受教者心中，同時也能夠藉此將全體的倫理規範融入個別的家庭教育內。

(3) 典範教育：倫理規範最忌諱只流於呼口號，因為對於同一個口號的詮釋常常因人而異。要杜絕錯誤解讀倫理的真實意義，樹立典範便是具體化倫理規範的方法，透過典範的呈現，使大眾明白如何正確地做人和做事。

案例分享一

仁愛鄉今年的好人好事代表是阿旺伯，鄉長宣布這件事的時候，鄉民都不敢相信這消息是真的。阿旺伯是仁愛鄉裡最窮的人，住的房子遇到雨天還會漏水，他怎麼可能有辦法做好事？大家都比他富有，誰會需要他的幫助呢？表揚大會上聚集很多人，要聽聽鄉長怎麼解釋這件事，只見阿旺伯低著頭坐在台上，一付很不好意思的樣子。鄉長笑容滿面地對大家說「今年夏天鄉裡淹大水，很多人遭受損失，鄉民踴躍捐款，謝謝大家的熱心和愛心。捐最多的是阿旺伯…」大家你看我、我看你，彼此議論「阿旺伯捐最多？」鄉長繼續說著「他捐了一千元…」大家簡直要笑出來了「捐一千元算是捐最多的？」鄉長繼續微笑地慢慢說「阿旺伯每天撿紙箱賺不到一百元，一千元是省吃儉用一年才存下了的，所以他是捐最多的，他將全部的積蓄都捐出來了，怎麼不是捐最多的呢？」此時、眾人才了解鄉長的心意：不是金錢的多寡衡量真實的愛心價值！

案例分享二

耶穌到猶太人的聖殿，坐在聖殿銀庫的不遠處，看眾人怎樣投錢入庫。有好些財主往裡投了若干的錢，有一個很窮的寡婦只投了兩個小錢。耶穌叫跟隨他的人來，對他們說：「我實在告訴你們，這窮寡婦投入庫裡的比眾人所投的更多，因為眾人都是自己有餘，拿出來投在捐項裡，但這寡婦是自己不足，把她一切所有的都投上了。」

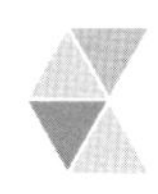

第六節 「倫理」規範的適當性

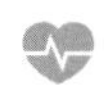

倫理能夠成為引導國家、民族、團體的準則，必須至少要滿足以下的基本要件，方能為人們創造善良的生活環境。

1. **合於大環境的變遷**：「倫理」透過形成良善的規範，引導群體與個人的行為，進而發展為風俗習慣，達成安定國家社會的功能。但是「倫理」所產生的觀念和價值觀並非永遠都不改變，除了良善的原則必須堅持之外，隨著人與人之間關係的複雜化，社會制度的改變，新的需求產生，「倫理」原本所傳揚的哲理是可以被調正與被更新，例如：舊有的男尊女卑層級關係模式需要從新檢討；又如：男主外、女主內的家庭權力結構也需要加以調整；再者、君子遠庖廚是否合乎現代社會潮流？另外、過去所強調的女子要三從（出嫁前要順從父、出嫁後要順從夫、丈夫死後要順從兒子）與四德（美好德行、容貌端莊、言詞溫婉、精巧技藝）是否能保障女性和男性的幸福？諸如上面所提的等等倫理觀，若是須因應環境的變遷而修正，新的倫理觀也要以增進和諧及造福社會為前提，並且新的倫理觀甚至要比原有的倫理觀更能強化良性的人際互動。

討論與分享

父親也能請育嬰假

婚後一年多就迎接寶寶的吳先生與吳太太，考慮每個月的保母費和養育的品質，決定自己帶小孩，只是夫婦兩人中，由誰來請育嬰假最合適呢？由媽媽親自照顧孩子似乎比較符合社會的期待，但是、吳太太的工作職位剛剛高升，此時請育嬰假不利於職涯的發展，該如何抉擇最恰當？

2. **不可違背公眾利益**：倫理的適用對象是國家、社會、民族等等，所追求的是大全體的利益，所以、當倫理無法營造良善的公眾利益時，倫理的適當性便需要加以考量後，進行必要的調整。此外、有些事件雖具倫理精神，但是、不一定為法律所容許。

案例分享

偷竊來的生日禮物

有位母親於生日時，兒子送了條金項鍊作為生日禮物，母親隨口問哪有錢買這麼貴重的禮物，兒子隨口回答是以做工的薪資買得的，母親相信兒子所說的，高興地收下金項鍊。兩日後，警察帶著兒子到家，請母親取下掛在頸上的金項鍊，經過珠寶店老闆的指認，那正是該店所失竊的金飾之一。兒子坦承因為想到自己的母親，從來沒有帶過貴重的珠寶，所以想在母親的生日時，送條項鍊給母親作為禮物，但是自己失業又沒有錢，因此企圖碰碰運氣，才會去珠寶店偷金飾。

說明：兒子希望送母親生日禮物是件非常合於倫理的好行為，但是偷竊他人財物不僅違反社會倫理，更是觸犯了法律，此種看似合於倫理的行為不應該給予肯定。

3. **以尊重為前提的融合力量**：人來人往是很自然的社會現象，居住地的遷移代表離開原有的熟悉環境，進入新的人群，自然會面對新與舊之間的協調性，此時、新來者對於新環境的尊重與融入程度，當地者給予新來者的接納和包容度，兩者彼此所釋出的善意，決定相互間的和諧性。每個國家民族的倫理力量是堅定的思想核心，但也必須兼具寬廣的包容力，包容並非令對方肆意妄為，包容是允許對方逐步了解新的倫理觀，並能體會其中的內涵，而自然地接受成為原有思想的一部分。倫理的功能是引導良善的力量，製造衝突與破壞絕非是倫理所允許的現象及行為，因此、倫理規範的確需要被強化，同時也應該具有以尊重為前提的融合力。

案例分享

馬偕醫院的馬偕博士

馬偕博士(1844～1901)是加拿大人，學生時代就立下心志要到異邦服務並宣傳基督教。他在 27 歲時畢業於英國的愛丁堡大學，就獨自横渡太平洋來到全然陌生的台灣的高雄，然後坐船到淡水，選定此地為終身工作之處。定居淡水之後，馬偕努力地學習漢字，而且向牧童學講台語，希望日後能用台語傳教。馬偕憑著他的堅信毅力和行醫濟世的方式，自 1872 迄 1880 年，在淡水、五股、苗栗、台北、基隆、新竹等地開設了二十所教會。之後他更深入原住民聚落，並翻山越嶺遠到宜蘭、花蓮傳教。1878 年馬偕娶五股坑女子張聰明為妻，成為台灣人的女婿，也大大拓長了對台灣婦女的宣教事業。除了熱誠佈道外，馬偕在 1882 年他建立了有名的「滬尾偕醫館」即現在馬偕醫院的前身。1882 年創設北台灣第一所西式學校「牛津學堂」，1884 年又開設「女學堂」，首開台灣女子教育風氣之先。馬偕晚年為喉癌所苦，但仍抱病講學。1901 年 6 月 2 日病逝於淡水家中，埋骨於淡水，成為永遠的淡水人。

馬偕博士在台灣北部傳教，不辭辛勞近三十年，淡水地區的當地人起初是排斥這位白皮膚又高鼻子的外國人，馬偕了解要先學習講台語，才能順利地和居民溝通，熟悉當地的文化背景，了解居民的行為和觀念。加上馬偕以無私的醫德服務百姓，到後來受到淡水等地人民的敬重、被以仕紳的禮遇、獲得許多頒獎。他所建立的馬偕醫院，直到如今依然造福台灣的百姓們。

資料來源：滬尾文史工作室（2017，11 月 23 日）．*馬偕博士*．取自 http://tamsui.yam.org.tw/tspe/tspe0001.htm

4. **不以善小而不為**：倫理的本質是鼓勵為善，使良善的力量充滿每個角落，如同眾水匯集成洋海。眾水之力有大小之分，而最終都成為大海的一部分，因此倫理不僅讚揚顯於人前的大善，也鼓勵不為人知的善行，當社會的每個角落洋溢美善的人事時，倫理將自然地融入日常生活中。

討論與分享

小張和太太每天都在街口擺攤賣魚，常來的客戶幾乎都熟悉了，即使不知道姓名，可是小張和太太都記得這些客戶。有一天來了一個年約 4 歲的小弟弟，大哭到講不出話，小張一看是某位熟客戶的小孩，猜想是市場人多，孩子與媽媽走散了，小張的太太帶著小弟弟去找開早餐店的老王，心想老王就住在附近，應該認識孩子的家人，老王一看到孩子，馬上就認出「這不是隔壁徐先生妹妹的兒子嘛！」老王趕快去按徐先生家的門鈴，把孩子交給舅舅，總算解決這件孩子走失的意外。

試問：如果沒有老張和老王的善心幫忙，這位走失的小弟弟該怎麼辦？

5. **勿以惡小而為之**：倫理的積極面是鼓勵良善風氣，藉由正面的良善力量，除去負面的為惡勢力。明顯的惡行自然會引起輿論的責難，甚者面臨法律的制裁，但是輿論和法律對於隱藏的小惡，因為不易被察覺，所以鮮少可發揮制止與矯正之力。此時，便需要強化社會中化整為零的個別力量，將不適宜的生活細節予以規勸及阻止。

討論與分享

好心的鄰居自動自發地在公園種了幾棵果樹，除了美化環境，社區的鄰居也能賞賞果子，香蕉、龍眼、柳丁、芒果、檸檬等等，這公園成了大家的休閒聚集地。有一天早上，張奶奶到公園散步，看到檸檬樹上的檸檬怎麼一夜間都被採光了，她忙著告知社區管理中心，管理員調出監視錄影帶，發現昨夜有幾個常常深夜聚集在公園的年輕人，嘻嘻鬧鬧地在果樹旁，離開時手上提著一大袋重物。透過錄影帶找到幾位年輕人，追問之下才得知是他們所為。雖然管理員與社區委員會委員沒有報警處理此事，僅僅給予口頭規勸和警告，從此之後，大家都知道不可以偷摘公園果樹上的水果。

試問：如果張奶奶沒有關心此事，管理員沒有處理此事，社區公園的水果會不會繼續被偷？

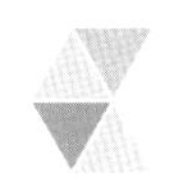

結 語

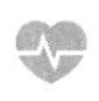

清楚又良善的倫理觀有助於安定社會，教化人心，產生風氣和行為的約束力，引導人走入正途，但是倫理的形成糾結許多因素，又和時間所帶來的變化相攪拌，所以必須使「倫理」持續維持具有穩定人群社會的價值，又能於原有倫理觀中加入新概念，迎向時代潮流的變化，同時堅守向善向光明的原則。

討論與分享一

家庭是社會的最基本小團體，每個人都來自於某個家庭，而俗話說「家家有本難念的經。」

試問：現代家庭的那本經比過往家庭的那本經更難念嗎？現今的家庭關係與過往的家庭關係有何變化？

討論與分享二

有個小朋友，名字叫孔融，是家中三個孩子中的老么，有一天爸爸由外地經商回到家，從行李內拿出僅有的一顆大蘋果給孔融，第一次看到如此稀罕水果的孔融，真是雀躍不已，立即請求爸爸將蘋果切成五份，好讓全家一起享用。

試問：孔融是否一定需要分享這顆父親主動送給他的蘋果呢？難道與家人分享蘋果才證明孔融是好孩子嗎？

參考文獻

滬尾文史工作室（2017，11 月 23 日）．*馬偕博士*．取自 http://tamsui.yam.org.tw/tspe/tspe0001.htm

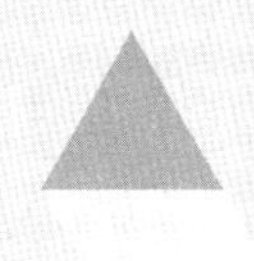

Chapter

3

醫療臨床倫理概論

第一節　醫療臨床倫理四大構面

第二節　醫療臨床倫理的五大基本守則

第三節　醫療臨床倫理的困境

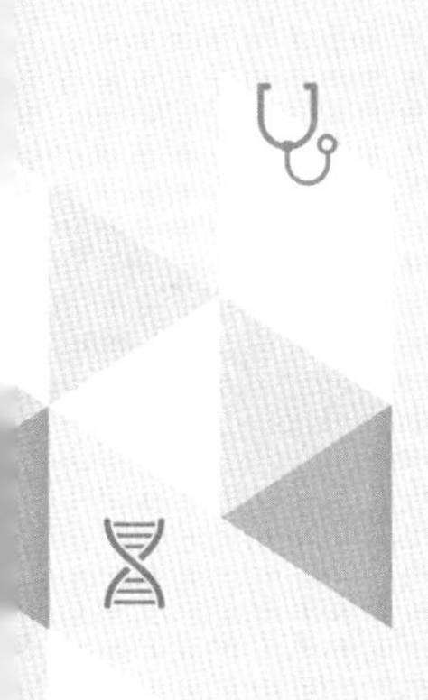

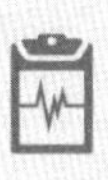

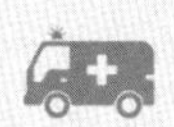

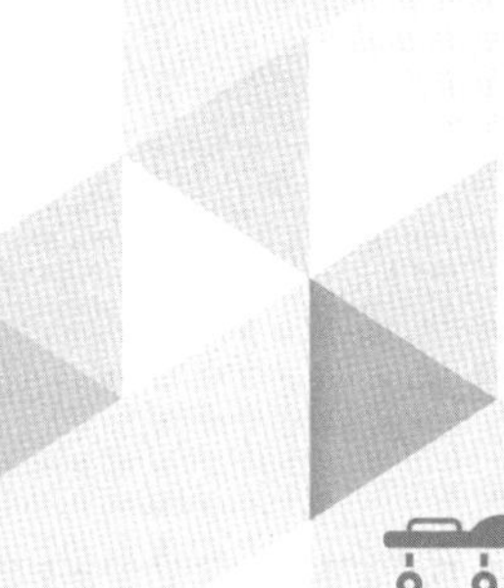

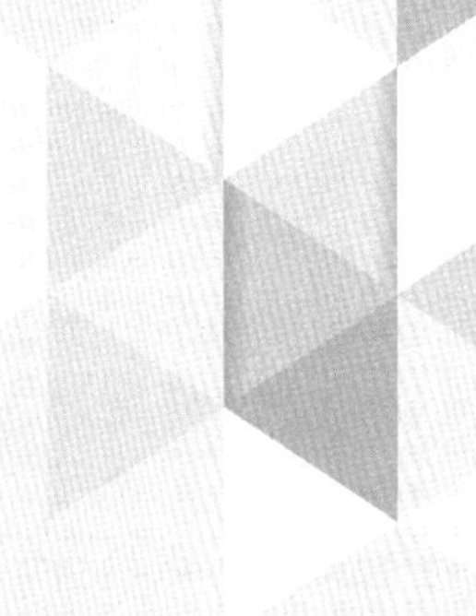

前言

醫療臨床是個充滿倫理議題的場所，因為面對生死與病痛的重大關鍵時刻，常常失之毫釐的判斷，便產生差之千里的疏失結果。加上錯綜複雜的專業人際關係，例如：緊繃的整體醫療團隊關係，包括醫師、護理人員、藥劑師、社工師、復健師、檢驗師等等，佐以錙銖計算的行政管理團隊，例如：醫管師、會計師、資訊人員、總務人員、人資處等等，於面對病人的病情和家屬的殷殷期望下，如何使整排醫療高速列車順利前駛便成為必須要務，而妥善地面對醫療臨床的倫理課題應該是第一步。

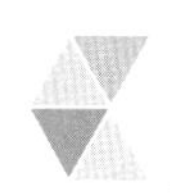

第一節　醫療臨床倫理四大構面

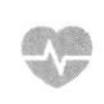

行善與不傷害原則，尊重與自主原則，守信與公正原則勾勒出醫療倫理的四大面向，也規劃醫事相關人員的倫理規範架構，範例之醫師倫理規範參酌本章附錄，護理人員倫理規範於第四章之附錄，兩者都規範相似的大原則：

1. **病人擁有自主權**：當病人本身的意識清晰，能夠明白所接受到的資訊，並且可以清楚表達意願時，他（她）可以有權利做決定，甚至與醫護人員進行討論，進而選擇醫療專業人員和治療照護方法。任何醫護臨床行為都要尊重病患與家屬的自主性，以知情同意為基礎。要達到知情同意的原則，有以下要項須注意：
   (1) 醫事執業人員須清楚地解釋與分析各項治療照護措施的目的、療效、副作用、後續的相關處置過程等等。
   (2) 給予病患與家屬充分的機會表達意見與澄清疑問。
   (3) 除非緊急狀況，否則須給予病患和家屬一段時間思考，之後做成決定。
   (4) 病患與家屬有權力，個別去徵詢第三者的專業建議。

2. **勿害原則**：不可因為疏失，更不允許故意為之，而使病人的生命安全與舒適受到傷害或被殺害。勿害原則基本上包括以下的概念：
   (1) 醫護臨床執業人員擁有豐富的臨床知識、技術、與經驗。
   (2) 以中庸之道為原則進行治療照護，避免過多或是過少情形，例如：需要輸血的病人，應該每次以 250 c.c.的量進行，且視情況調節。
   (3) 避免加重病人既有的傷痛，例如：燒傷病人的傷口進行更換敷料過程時，常常有難忍的疼痛，因此要盡力緩和此疼痛到最低程度。

3. **公平正義原則**：每一位病人都被視作擁有同等的尊嚴與相等的重要性。以公正與符合正義的態度面對與病人有關的其他人員，包含家屬和其他社會人士。此原則可分為以下的層面：

(1) 平等的就醫、就診、被照護的權利，例如：醫院隨時預備為有需要的民眾提供醫護服務，當需要轉診時，也進行必須合宜的轉診處理。

(2) 平等地獲得資訊與個人病情和治療的權利，例如：病人是以台語交談為便，醫師或護理人員便應該以台語為其解釋所關的資訊。

(3) 同等的人性尊嚴，沒有差別待遇，例如：住頭等病房的病患與住健保房的病患，須獲得相同一致的關懷與重視。

(4) 相等地獲得應有的法律保障，例如：依照全民健康保險法的規定取得該有的保障。

4. **行善原則**：醫療人員與機構以良善的出發點，竭盡全力為病人謀求最大的福祉。

對於缺乏完全自主行為能力的病患，醫護人員更應該給予較多的保護，避免在資訊被扭取或是資訊不完全的情形下，病人受其他外力的影響，做出不利於自己權益的決定或是非其所願的選擇。當有此種情形發生時，醫護人員應該主動報告此事，尋求其他資源的介入，例如社工人員或是法務人員等。

以上四大原則並非互斥而各自獨立，例如：勿害原則與行善原則可以相互輝映而結合在一起，因為、任何的醫療措施很難萬分保證絕無害處，比如：為治療某疾病而服用某藥物，此藥物可能產生某些副作用，只要此藥物對病情的療癒作用勝過可能的傷害，醫師在正常情形下都會開立用藥醫囑。因此、適當的倫理行為應該是權衡利害得失後，以兩權相害取其輕為原則進行治療。

討論與分享一

✦ 個案介紹

徐老先生雖為近百歲高齡，除了高血壓與聽力衰退外，身體健康良好。生活作息規律，即使冬天仍然習慣冷水洗澡，嚴守每日晚上 9:30 睡覺，早上 5:30 起床，爬山和散步到 7:30 回家，早餐固定為燕麥鮮奶加黑芝麻粉、一顆水煮蛋、外加一小片起司蛋糕，12:00 進食中餐，18:00 進食晚間，喜愛青菜、蘿蔔、豆腐、魚肉、蛤蠣、鮮蝦。在外籍看護的陪伴下，每日喜愛逛菜市場自行買菜，兩週一次前往附近的大賣場採購生活用品，下午小睡片刻，16:30 又去散步半小時，每天固定讀份報紙，晚間則是看電視。徐老先生為職業軍人，早年曾因肺結核住院檢查，定時服用降血壓藥多年，90 歲時曾接受腹股溝疝氣手術，抽菸長達 40 年，70 歲時完全戒菸。

✦ 病情描述

於冬天時感冒，家屬發現有發燒現象，呼吸急促，緊急送急診入院，X-光檢查顯示左肺積水，經住院治療，一週後出院。出院後約兩星期，老先生自行前往大賣場採購用品，根據他自己的表示，因為感到太熱，所以脫下外套，回到家中後，當夜便開始發燒，晨間無法起床，開始有嗜睡情形，但是仍能自行如廁，咳嗽時多痰，胃口變差，需要有人以協助餵食的方式鼓勵進食。

✦ 入院情形

老先生於某週三早上 10:00 被送到某醫學中心的急診室，入院時意識清楚，雖有重聽仍能進行溝通，拒絕鼻胃管插入，等候安排病床住院，在急診室停留兩天一夜，護理人員告知家屬自行購買液態高蛋白營養補充品，經鼻胃管灌食。此時老先生斷斷續續表示不願意待在急診室，有時以手拍床邊表示不滿。護理人員於交班時私下談著，別的病人都送到病房了，怎麼這位還在這裡？除灌食外，護理人員也每兩小時為老先生進行抽痰，老先生於抽痰前後的情緒表現是憤怒，會用手拍打床邊。

家屬守候在急診室外，進出地陪伴病人，給予言語的安慰，其間未有醫師前來說明病情與病房的安排，直到週四晚間 10:00，徐老先生才由急診室轉送加護病房，在加護病房中停留 3 日，再轉入呼吸加護中心，徐老先生於此期間依然意識清晰，常有以手拍打病床的情形。經過兩星期後便轉入普通病房，鼻胃管灌食則由外籍看護在護理人員監督下執行，攝取和排出量也由外籍看護負責記錄，外籍看護不定時地進行翻身和拍背，更換紙尿片與病床墊，為老先生擦澡等等。

由於徐老先生需要長期依靠呼吸器，故家屬主動將其轉院到住家附近的醫院，過程中老先生表現出驚惶的神情，加上隨旁照顧生活起居的外籍看護，因停留滿期而離開，改由新的看護照顧，老先生於當夜情緒更加激動，不斷發出聲音，拍打床旁，顯得焦躁不安。兩天後家屬安排老先生出院，將其安置到另一家附設護理之家的醫院，預備經過評估，在合適的情形下，入住護理之家。此時老先生仍然使用呼吸器，意識狀態時醒時睡，拍叫呼喚其名時，會睜開雙眼，並出現持續腹瀉的情形，血氧檢驗結果偏低，院方告知家屬相關的病情變化，老先生於入院後三星期的某星期二早上病逝。護理人員表示，在當天早上 5:30 巡視時，老先生依然會有反應，但是進行白班交班時，發現老先生已經沒有生命徵象，家屬在早上 7:58 接獲電話通知，辦理後續的手續，死亡原因為多重器官衰竭。

試問：

1. 徐老先生的自主權是否受到尊重？
2. 醫護人員有嚴守勿害原則嗎？
3. 此案例的處理是否達到公平正義原則？
4. 醫護人員有盡力謀求病人的最大福祉嗎？

省思： 此案例的整個診治照護過程，有哪些倫理面的考量可更加仔細，做得更好？

討論與分享二

某位年約 40 歲的男性個案，因為腰背部和左側上腹部常有隱約作痛的不舒服感，原以為是最近搬家時挪移重物所致，所以沒有太在意，隨意地請教一位有醫療背景的友人，建議可能有肌肉拉傷的情形。但是因為疼痛持續，且有嚴重化的情形，故前往住家附近的地區醫院就診，經腹部電腦斷層攝影顯示，肝臟有腫大情形，疑似應為第一期的肝癌，先進行栓塞手術，患者手術後出現黃疸，持續性發燒，疲倦等情形，兩週之後返診，被告知疑似並非第一期肝癌，腫瘤大小已有 22cm x 13cm。此時患者攜帶病歷摘要與檢查報告，在友人陪伴下前往該地區的醫學中心尋求進一步的檢查和確認病情，被告知根據之前的病例與報告，應該至少為第三期肝癌，至於轉移範圍則須更進一步檢查，換肝是唯一的存活治療方法。

試問：

1. 此案例的處理過程是否未顧及行善與不傷害原則？應該如何進行方符合此兩大原則？
2. 相關的醫療執業人員需如何進行醫療過程方能為病人謀求最大的福祉？

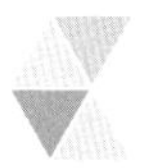

第二節　醫療臨床倫理的五大基本守則

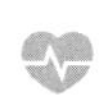

從醫療倫理的四大構面延伸出實務的倫理守則，醫事相關人員於日常的執業中必須牢記於心，不厭其煩地提醒自己與團隊同仁，克盡全力謹守的法則，當稍有偏離或違反時，便可能造成倫理疏失的情形，實在需要步步謹慎，句句斟酌，事事三思而後行。

1. **誠實原則：**所謂誠實是指依照醫護從業人員的專業知識，與實際進行的檢驗與檢查報告結果，不加任何想像性的揣測，將與病患有關的資訊真實地予以告知，並聆聽意見與疑問，給予最適當的解釋和回應。

案例分享

王先生已罹患糖尿病達五年之久，雖然經藥物治療與控制飲食，飯後兩小時的血糖值仍然偏高，最近因為陪伴小孫子在公園玩耍時，不慎腳部被樹枝劃傷，傷口經過兩周，未見有癒合的趨勢，因此前來門診就醫。醫師便觀察其傷口的周邊情形，告知糖尿病患者須謹慎末梢肢體的保護與保暖，叮囑繼續以優碘清潔傷口，注意足部清潔，並開立血糖檢驗單。王先生表示希望能使用抗生素，看看是否可加速傷口癒合，醫師予以清楚解釋糖尿病的傷口處理原則，囑咐王先生於兩週後返診追蹤。

2. **知情同意原則**：指病人與家屬完全了解醫護人員的說明與解釋，並且甘心樂意地接受建議和處置。此原則涉及四大基本條件：

(1) 服務對象的理解程度：所謂的「知情」是指病人與家屬對於訊息的了解程度，換言之、就是對於醫護人員之建議和解釋的正確理解度，這通常是指醫護人員（說的一方）與當事人（聽的一方）間的吻合度。

案例分享

李先生剛被診斷出，飯後兩小時的血糖數值有偏高的情形，醫師囑咐三個月後再回門診追蹤，現階段先以控制飲食為主。因此安排營養師進行飲食衛教，李先生原本酷愛吃麵食，衛教過程中被告知需控制澱粉類與含糖分過高的水果，因此、回家後告知太太以後少吃麵，改吃飯、米粉、冬粉，早餐就以喝豆漿和麥片取代燒餅油條。此時的李先生就缺乏對於飲食衛教的正確理解，並沒有達到正確「知情」的原則。

(2) 同意醫護人員的建議或解釋：在達到「知情」的情形下，當事人經過思考後，願意接受所給予的處置建議或是病情解釋。

案例分享

45 歲的王太太期盼多年，終於懷了第一胎，為確保胎兒的健康情形，於產前檢查時要求醫師進行羊膜穿刺檢查，結果發現腹中的胎兒疑為患有唐氏症的情形。產科醫師會診小兒科醫師共同給予王太太相關的解釋，並告知優生保健法的詳細規定，王太太可以完全合法地接受人工流產。對於是否繼續保有胎兒則由王太太與王先生自行決定，夫妻二人同意接受人工流產的處置。

(3) 當事人與家屬自主的決定權：知情同意的達成必須避免發生以下的情形：不可以各樣負面或是正面理由，極力遊說當事人接受建議；更要杜絕任何利益誘惑當事人作成違反其原始本意的決定；不可透過第三者給予當事人壓力，促使其接受建議。所有的醫療處置與照護措施的知情同意，都必須尊重當事人與家屬的完全自主權。

案例分享

24 歲的許同學被告知繼父得了肝癌，需要緊急進行換肝手術，母親為了救繼父的生命，要求許同學自願捐出自己的肝臟，許同學表示還有 20 歲、18 歲的弟妹，他們是繼父與母親所生的，應該以他們為主，不該要求自己來捐肝。母親請主治醫師以體型和血型的相似度為理由，協助說服許同學願意捐贈肝臟。在此情形下，主治醫師應該予以回絕母親之要求較恰當。

(4) 給予病人與家屬充分的時間：醫護人員需要講得清楚和說得明白外，並要允許當事人與親屬有足夠的時間，達成家庭的共識和澄清疑問，所以、醫護人員常常不是僅僅只說明一次，甚至需要兩次或兩次以上的說明，如此的溝通過程甚是消耗時間，因此、醫護人員需要掌握合宜的時機與病人和家屬說明，以免因為時間的匆促而失去最佳溝通機會，當然、對於緊急的狀況與重大情形，必要進行快速處理時，也應將迫切性告知病人與家屬，使他們能夠理解與接受。

案例分享

李先生因為工作時，從三層樓高處摔下地面，造成多處骨折與頭部重創，到達急診室時已意識不清，家屬趕達醫院時，李先生已經送入開刀房，急診室的值班醫師將大約的情形告知家屬，並說明需要進行手術的目的，之後請家屬等待手術完成後，主治醫師會說明詳細病情狀況。

3. **守密原則**：在沒有獲得病人或其代理人的同意下，不可任意或故意將有關疾病與治療相關的個別訊息內容提供給第三者。但是為教學或研究之目的，所進行的個案討論與分析時，亦應依照相關規定進行，且於討論結束後不可有任意對外談論或發表的情形發生，例如：不可以個人的網站群組、facebook，電子郵件、或是其他人工智慧途徑洩露病患的資料。依《醫療法》規定，醫療機構及其人員因業務而知悉或持有病人病情或健康資訊，不得無故洩漏，違者將處 5 萬到 25 萬元罰鍰。

案例分享

某醫院的開刀房護理人員以手機拍下手術進行中的情形，雖然並未拍攝病人的臉部，但是將手術部位照片公布在個人的社群網站，並加以解釋相關的醫學知識和歡迎提供意見及討論。此種情形便有失守密原則。

4. **信用原則**：意即言而有信，答應病人與家屬的事要全力做到，若遇到有意外狀況產生時，也要即刻通知病人與家屬，例如：原排定早上 10:00 要進行手術，但是因為前位病人的手術過程比預期時間耗時，所以必須延後第二位病人的手術到中午之後，此時便應該早早通知病人與陪伴的親朋。

案例分享

王老太太習慣早餐吃素，入院後的第一個早餐，因為沒有清楚告知護理人員這項習慣，所以只好請兒子購買豆漿作為早餐。之後護理人員發現早餐絲毫未動，才了解王老太太的情形，承諾馬上通知營養部與廚房，調整王老太太的早餐為全素，但是也同時告知王老太太，可能要到後天才能有此改變，所以明天早上還是請王老太太自己處理，並為此情形向病人與家屬道歉。

5. **隱私原則**：醫護執業人員需維護病人的隱私權和隱密部，以確保不被侵犯，尤其當病患不願意告知他人時，此時必須予以尊重。此外、當進行檢查或治療時，需要觸及或暴露病人或當事人身體上，於日常活動不公開的部分，例如：胸部、臀部、外在生殖器官等等，都絕對要關注病人的感受，給予適當的隔離和保護，並要允許檢查完成後，病人或受檢者有充分的時間整理服裝儀容。

案例分享

進行婦女的子宮頸抹片檢查時，必須在隔離的安靜隱私環境下進行，通常是一位醫師在一位護理人員陪伴下執行。需允許婦女在執行前從容不迫地做好準備，執行中要清楚地告知執行步驟，此為侵入性的體內檢查，應提醒受檢者可能會感到稍許不舒服等等。檢查完畢後，婦女要給予足夠的時間進行穿衣整理。整個過程中，醫護人員應該態度尊重、關懷、避免輕浮的談笑。

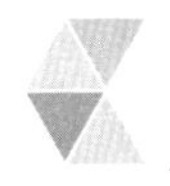

第三節　醫療臨床倫理的困境

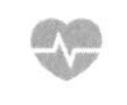

當上述的倫理原則難以完全持守時，便會產生倫理困境，以下的事實因素是造成倫理困境的常見原因：

1. **溝通不良**：常見的溝通不良情形如下：
   (1) 當事人先入為主的看法：病人或家屬早已有某先既定的想法，因此難以了解或接受醫護人員的解釋或說明，例如：病人或家屬常常會自行上網查詢有關疾病的資訊，或是聽到罹患相同疾病者的個別經驗，當醫師所提出的病情狀況和適當的治療，若是與先前所看所聽的訊息有所不同時，病人與家屬易產生懷疑心態。
   (2) 讓人難了解的專業術語：醫護人員所使用的專業術語常常讓病人或家屬聽不懂，因此醫護人員要絞盡腦汁地以病患和家屬能了解的話語進行溝通，例如：一般人常常誤以為膽汁是膽囊分泌的，醫護人員應該以簡單明瞭的方式進行解釋，減少使用解剖學與病理學的專有名詞。
   (3) 當事人的急切態度：病人或家屬為當事人，往往易流於自我中心，將注意力只焦距於先解決我們的問題，常常忽略或不知道，除非在緊急狀況下，所有的醫療處置皆有標準的作業流程，例如：某間病房的 A 床病人與 B 床病人有相同的診斷，也於同一天入院，但是 A 床病人的兒子眼看著，B 床病人又是抽血檢驗，又是照 X 光檢查，而自己的父親卻沒有任何檢查與檢驗，因此心生懷疑，感到父親的醫師沒有善盡責任，疏忽職責，所以情急之下，在醫師前來巡視病房時爆發情緒，惡言相向。

(4) 醫護人員的忙碌：醫護執業人員在忙碌的工作壓力下，缺乏足夠的時間與病患和家屬仔細談話及了解個別的差異性。

討論與分享

王女士因為陰道不明原因的出血而入院，年齡為 55 歲，病歷上記載婚姻狀況為未婚。住院期間由家中姊妹輪流前來陪伴，王女士非常安靜，不常表示個人的意見，也沒有談到任何的疑問。為了確認出血的原因，醫師安排於隔天早上進行陰道內診，王女士聽到此項檢查時，只輕輕地問身旁的大姊，真的需要做這項檢查嗎？當夜王女士輾轉難眠，顯得焦躁不安，隔天早上檢查完畢後，王女士在檢查室痛哭失聲，讓在場人員非常驚訝，身旁的大姊趕忙解釋著，因為妹妹是未婚，從沒有交過男朋友，所以心理上無法接受此類檢查。

試問： 如果能夠在進行檢查前，詳細告知檢查的必須性，和解釋檢查的過程，並給予較多時間做心理預備，是否可以降低此項情緒反應？

2. 醫主原則的必要性：強調病人所擁有的自主原則，常在無形中被誤以為，醫療本身專業性的決定權被剝奪或被剝削。其實醫主原則和病人的自主原則間，應佐以行善原則為平衡，所有的醫療照護措施均以營造病患福祉為目標，採取利益極大化與傷害極小化為考量，因此、只要醫療人員的建議能對恢復健康有幫助，即使稍有副作用，病患也無須堅持己見，而當各項措施的利益得失均沒有太大差異時，讓病人自己考量後作選擇，也並未否定醫療的專業性。

討論與分享

張老先生是某診所的老病人，只要天氣變化，張老先生常常以感冒咳嗽的症狀前來就醫，止咳化痰藥吃不停。林醫師很了解老先生的情況，知道有數十年的抽菸習慣，雖然已經有所克制，但是仍然每天抽個一、兩根香菸。某個寒流的冷天，張老先生又來看診，陪診的張老太太說，老先生咳不停，痰很多，晚上都睡不好，好像有點喘。林醫師以聽診器聽診老先生的肺部，同時力勸老先生要停止抽菸，若不停止抽菸，多痰的情形難以改善，肺部容易發炎。

試問：抽菸是老先生的自主權，戒菸也是老先生的自主權，勸老先生戒菸是醫主權，此時醫主權和病人的自主權兩者，醫師應以何者為重？

3. **善意的謊言與守密：**基本上，謊言本身就是與事實不符合的言語，或是為遮蓋事實所說的敷衍話語，只是就動機而論，善意的謊言並非要蓄意傷害病患的權益或是有意降低治療效果，但是、謊言本身就是欺騙與隱瞞。醫療業務具有延續生命和促進生命品質的嚴肅性，常常與時間在賽跑，延遲治療可能影響治療效果，不公布事實難免有造成終身遺憾的情況，所以不得不慎重。

討論與分享

吳先生罹患胃潰瘍已有多年，最近偶有深色的排便，人也感到容易疲憊，胃口不佳，體重下降 5 公斤，在不願驚動妻子的情形下，自行到醫院門診就醫，醫師安排胃鏡檢查，發現原有的潰瘍部位有癌化情形，取出標本經過病理檢驗，確認為胃癌，經上半身核磁共振檢查後，初步發現有肺部轉移，故醫師建議進行胃部手術與化療。而吳先生希望暫時不要讓妻子知道病情，所以請求醫師保密病情。

試問：涉及生命存活的狀況，醫師應該同意吳先生的請求嗎？

4. 行善、自主權、有無造成傷害等等都是主觀性的感覺與認定，旁人與外人無法做客觀的判斷。

討論與分享

老張下班時騎機車回家，於十字路口被轉彎的小客車衝撞，整個左腿被客車重壓，送到醫院急診室時已經無意識狀態，警方忙於通知家屬時，醫療團隊進行緊急搶救，由於大量出血，醫師判斷除緊急輸血外，也需切除完全粉碎性骨折的左腿。老張清醒後無法接受此事實，他一生熱愛跑步，缺了一條腿代表失去生命中的樂趣，因此發出生不如死的哭泣。

試問： 失去一條腿的生命真的價值減少了嗎？如果你是老張，你會同樣有生不如死的痛苦嗎？

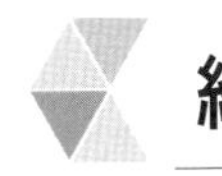

結 語

醫療本身就一個在生與死邊緣掙扎和拉鋸的業務，醫療環境比其他的業務環境複雜又講求迅速及效果，而且進出醫療業務場所的個體或群體，幾乎都處於高度的壓力環境，因此醫療倫理猶如蠶繭般的絲絲纏繞，很難抽絲剝繭，所以需要更多的耐心、敏銳度和警覺性。

討論與分享

齊女士 30 歲，懷第一胎的產婦，因為是懷雙胞胎，又出現子癇前症，醫師建議於懷孕末期時住院觀察。齊女士於某日早上 9:30，在病床上翻身時，突然感到有液體從產道流出，陪於身旁的齊先生急忙跑到護理站告知狀況。齊女士馬上以輪椅送入待產室，陣痛持續到晚上 10:00，但是子宮頸仍然未全開，無法順利生產，醫師告知家屬與齊女士是否願意剖腹生產，此時家屬質疑醫師，為什麼不早點建議剖腹產，為何要等到陣痛 12 個小時，無法順利生產的緊急時刻，才提出剖婦產的建議？

試問： 若是以知情同意原則為倫理考量，應該於何時和家屬及產婦討論生產方式的選擇？討論的內容應該包含哪些要點？

附錄 醫學倫理規範

民國八十八年五月十六日第五屆第二次會員代表大會審議通過
民國九十一年六月廿三日第六屆第二次會員代表大會修正通過
民國九十四年五月一日第七屆第二次會員代表大會修正通過
民國九十六年五月六日第八屆第一次會員代表大會修正通過
民國九十八年五月二十四日第八屆第三次會員代表大會修正通過
民國一百零二年五月二十六日第十屆第一次會員代表大會修正通過

前言

醫師以照顧病患之生命與健康為使命，維持專業自主，以良知和尊重生命尊嚴之態度執行醫療專業，維繫良好的執業與水準，同時也應確認對社會、其他醫事人員的責任，並應基於倫理自覺，實踐自律、自治，維護醫師職業尊嚴與專業形象，爰訂定醫師倫理規範，切盼全國醫師一體遵行。

第一章 總則

第 1 條　為增進病人權益，發揚醫師倫理與敬業精神，維持醫療秩序與風紀，特制定本規範。

第 2 條　醫師執業，應遵守法令、醫師公會章程及本規範。

第 3 條　醫師應謹言慎行，態度誠懇並注意禮節以共同維護醫師執業尊嚴與專業形象。

第 4 條　醫師執業應考慮病人利益，並尊重病人的自主權。

第 5 條　醫師應充實醫學新知、加強醫療技術，接受繼續教育，跟隨醫學之進步並提昇醫療服務品質。

醫師必須隨時注意與執業相關的法律和執業法規，以免誤觸法令而聲譽受損。

第 6 條　醫師在有關公共衛生、健康教育、環境保護、訂定社區居民健康或福祉之法規、出庭作證等事務上，應負其專業責任。

第二章　醫師與病人

第 7 條　醫師應關懷病人，以維護病人的健康利益為優先考量，不允許任何對病人不利的情事干預醫師之專業判斷。

第 8 條　醫師對於診治之病人應提供相關醫療資訊，向病人或其家屬說明其病情、治療方針及預後情形。

第 9 條　醫師不以宗教、國籍、種族、政黨或社會地位等影響對病人的服務。

第 10 條　醫師應以病人之福祉為中心，了解並承認自己的極限及其他醫師的能力，不做不能勝任之醫療行為，對於無法確定病因或提供完整治療時，應協助病人會或轉診。自己或同仁不適合醫療工作時，應採取立即措施以保護病人。

第 11 條　醫師應尊重病人隱私權，除法律另有規定外，醫師不無故洩漏因業務知悉之病人秘密。

第三章　醫師與醫療機構及醫事人員間

第 12 條　醫師應有專業自主權，對病人之處方、治療或為其轉診，不應受到所屬醫療機構、藥廠、生物科技公司或保險制度之影響。

第 13 條　在醫療團隊中，應遵守下列規範：

一、應認同其他醫事人員的技術與貢獻。

二、與其他醫事人員有效地溝通並不吝於指導。

三、確保病患及其他醫事人員都了解自己的專業身分與專長、在團隊中的角色與責任，以及各成員在病人照護上之責任分配。

四、在必要時，照會及善用其他醫療專業的特長。

第四章　醫師相互間

第 14 條　醫師應彼此尊重、互敬互信。

第 15 條　醫師不詆毀、中傷其他醫師，亦不得影響或放任病人為之。

醫師無具體實證或正當理由，不得對其他醫師有攻訐、毀謗、濫行舉發或興訟等不友善行為。

第 16 條　醫師對於雇用或受監督、輔導之同仁願意努力協助發展專業能力與進步。

第 17 條　醫師不宜以不正當方法，妨礙病人對其他醫師之信賴。

第 18 條　知悉其他醫師有違反本規範等不符專業素養行為或其在人格或能力上有缺失、或從事造假或其他不正當行為之具體事證時，宜報告其所屬之醫師公會。

第 19 條　醫師相互間所生之爭議，應向所屬醫師公會請求調處。

第 20 條　醫師個人之原因，進行醫療爭議訴訟時，應通知所屬醫師公會協助。

第五章　紀律

第 21 條　醫師不應容留未具醫師資格人員為病人診療或處方。

第 22 條　醫師不應將醫師證書、會員章證或標誌提供他人使用。

第 23 條　醫師診治病人不得向病人或其家屬索取或收受不當利益。

第 24 條　醫師與廠商互動時，應遵守中央衛生主管機關公告之'醫師與廠商間關係守則。

醫師不得讓陪同者接受廠商不正當招待。

醫師接受廠商贈品，應符合地方習俗，不應超出當地送禮標準且無涉醫師執業行為。

第 25 條　醫師不以誇大不實之廣告或不正當之方法招攬病人。

第 26 條　醫師聘僱其他醫事人員，應遴選品行端正者擔任之。

醫師應負責督導所聘僱之人員不得有違法或不當之行為。

第 27 條　醫師違反法令、醫師公約、醫師公會章程、或本規範者，除法令另有處罰規定者外，由所屬之醫師公會審議、處置。

第六章　附則

第 28 條　醫師應盡量避免參與醫療及健康有關之商業廣告或代言。如基於社會公益或促進醫學進步目的，為產品代言或廣告應遵守下列原則：

一、為產品代言不涉及醫療廣告。

二、應秉持良知以謹慎之態度，教育民眾正確醫學知識，促進健康生活品質。

三、避免以誇大、煽惑性之言詞或違背醫業執行之方式為之，並不得影響醫療專業判斷之客觀性。

四、醫療專業意見之發表或陳述，應以曾於醫學會或醫學領域之專業期刊或學術活動公開或發表之論文著作內涵或研究報告為準。

五、不宜為產品介紹、功能描述或影射其未經科學研究證實之功效。

六、不得有誤導民眾或使民眾陷於錯誤判斷之陳述。

第 29 條　本規範經中華民國醫師公會全國聯合會會員代表大會通過後施行，並呈報衛生署備查，修改時亦同。

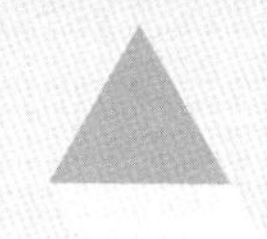

Chapter

4

護理倫理規範

第一節　護理倫理規範的基本精神

第二節　國際護理協會的護理倫理規範

第三節　我國的護理倫理規範

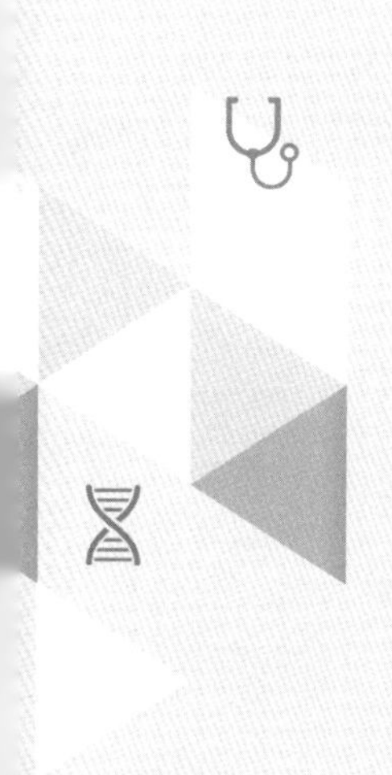

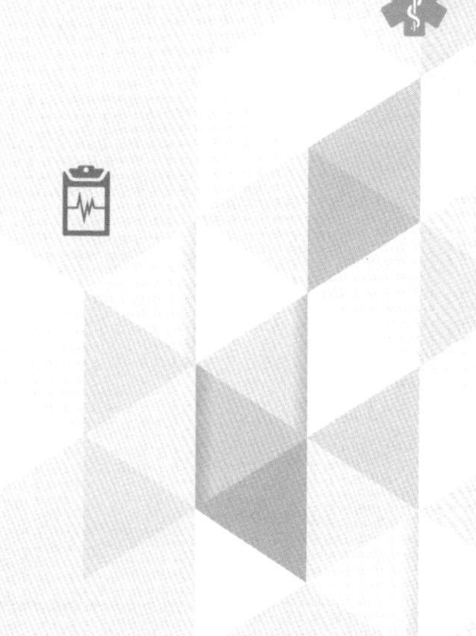

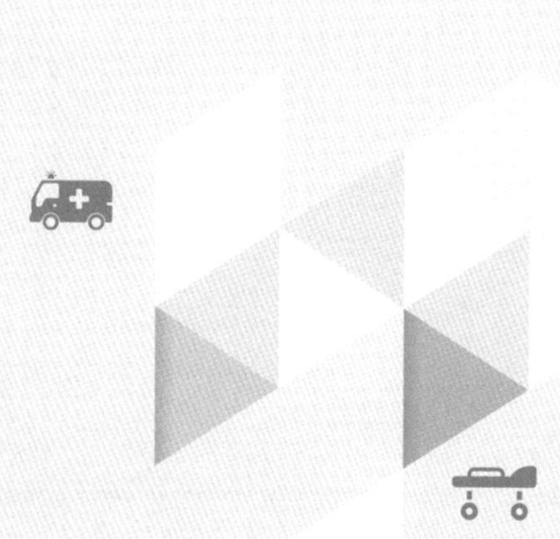

前 言

護理人員是醫護團隊中最核心的成員之一，也是各醫護機構數量最多的醫事執業人員，與病患和家屬的接觸最為頻繁，幾乎每一項與醫療照護有關的執業項目，都需要護理人員執行或協調，所以護理人員的重要性早已獲得社會的共識，因此護理人員須以謹慎嚴謹的態度面對每日的護理業務，為使護理人員對於自己的專業要求有跡可循，護理倫理規範便應運而生。了解護理倫理規範有助於護理人員明白合宜的護理專業責任，以及執業時該遵守的行為規範，護理倫理規範基本上反應了護理專業的核心價值。

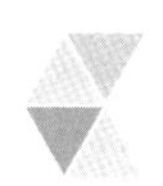

第一節 護理倫理規範的基本精神

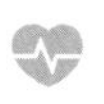

護理倫理規範的精神源自佛羅倫斯・南丁格爾對護理專業價值的界定：

1. 幫助人是護理專業的存在意義，尊重人的價值與視病如親為基本原則。
2. 護理人員的核心職責是照護和保護病患，並為病患謀求最大福利。
3. 護理是一項專業，所以需要不斷的更新，和尋求更好的創新。
4. 護理人員是專業人員，必須接受所需的教育和訓練。
5. 護理人員要善於以眼觀察，動腦思考，用心體恤，殷勤動手做事，常常巡視病人。
6. 護理人員本身需自我要求，言行謹慎，儀態端莊，服裝清潔整齊，神情鎮定，遵守規範與紀律。
7. 護理專業是團隊性專業，成員間要相互扶持與合作，發展自我，也提升護理專業水準。

討論與分享

陳姓護理師是醫院的婦產科病房新進護理人員，其個人有在指甲塗彩妝的喜好，到病房報到的第一天，護理長便委婉告知相關規定，造成小小的不愉快。

試問：護理人員於上班時的妝容打扮須注意哪些原則？請分享個人曾有的經驗。

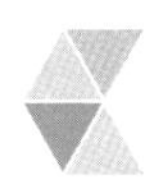

第二節　國際護理協會的護理倫理規範

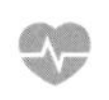

多次修訂 1953 年國際護理協會所制定的護理倫理規範，是各國護理團體擬定所屬護理倫理規範的重要參考，主要包含四項基本層面，簡要的原則性條文如下：

一、護理人員與人們

1. 提供合乎個案需求的護理照護是護理人員的首要職責。
2. 護理人員有責任盡力幫助周遭環境的氛圍，尊重基本人權、尊重原有的價值觀、尊重個別的風俗習慣和不同的精神信仰。
3. 要確保以符合個別文化的方式，提供正確又充分的最新資訊，使個案在符合知情同意的原則下，樂意接受照護及相關的治療。
4. 與他人討論或敘述有關個案的隱私時，必須善用盡慎判斷哪些事該說與如何說。
5. 護理人員應該參與符合大眾健康及社會需求的活動，鼓吹以符合社會公平與正義的原則分配有限的醫療資源，以及爭取使用醫療照護和社經福利的均等權益。
6. 美好的護理專業價值，是藉由護理人員的行為與態度，展現於社會大眾面前。

討論與分享一

在精神科病房會議中，張姓護理師談到所照護的病人，王小姐的行為可能與其數次婚姻狀況有關，會議結束時，林姓護理師在走出會議室的過程裡，向他人提到剛剛出院不久的戴小姐也有類似的遭遇。

試問：張護理師與林護理師是否沒有遵行守密原則？

討論與分享二

護理人員的行為爭議

王姓護理師是某醫院內科病房的專職護理人員，同時也是業餘的模特兒。平時就擁有個人網站，喜愛將自己的作品透過網站與粉絲們分享。某天於值大夜班時間，突然心血來潮，身著護理人員制服，擺出姿態坐在護理站的櫃檯上，由另一位護理人員以手機為其拍照，事後張貼於個人的網站上，引發許多的討論。有人指出不該於上班時拍個人的照片，有人認為並沒有損害病人的權益，更有人發文支持此舉。王姓護理師則是自己貼文「我是打針高手喔，從來沒有失手過。」

試問：王姓護理師與同事的行為有助於提升護理的社會形象嗎？

二、護理人員與執行業務

護理人員應該持續地以負責任的態度執行護理業務，藉此贏得他人對護理專業的信任感與高度肯定，所以護理人員需要透過終生學習來達到此目標。

1. 能維持高品質的護理照護服務。
2. 具有承擔任務的能力和正確執行任務的判斷力。
3. 透過個人的高度專業表現，確立護理的專業形象，並強化公眾對護理專業的信賴程度。
4. 在保障個案的安全、尊嚴與權利之原則下，以最新的科學技術和知識提供護理照護服務。
5. 維護良好的專業照護文化，強調遵行倫理規範，鼓勵有利的雙向溝通。

討論與分享

某位病患的家屬到護理站，張望著說「小姐，小姐，我阿嬤的點滴快沒了。」某位在旁邊的護理人員慢慢地回應「這裡沒有小姐，只有護理師，你阿嬤是哪一床？」家屬很不高興地說「我不知道你說甚麼，反正我阿嬤的點滴快沒了，要換新的了。」

說明：

1. 此位護理人員先前往換點滴之後，才找機會與家屬說明，正確的稱呼是護理師，不是小姐。
2. 此位護理師先澄清這位病人是否為自己所負責的全責照護病人，再決定是否前去更換點滴。
3. 因為這位家屬沒有清楚地告知病床號，此位護理人員可以置之不理。
4. 將此情形告知病房護理長，由護理長處理。

試問：以上哪一種處理方式較恰當？

三、護理人員與護理專業

護理人員具有責任提升專業標準，維護光明又合於規範的執業環境，並要踴躍參與專業組織，貢獻一己之力營造正確的倫理風氣，也需深具環境保護意識：

1. 護理人員需執行已被普遍認可的專業標準於臨床護理實務、護理行政管理、護理研究及教學。
2. 以務實的研究成果發展護理專業知識，以實證作為護理專業照護的基礎。
3. 以自動自發性地發展和維持專業價值為己任。

4. 經由參與專業組織，營造充滿良善光明又公平公正風氣的專業環境。

5. 護理人員需具有環境保護意識並了解自然生態與人類健康間的關係。

6. 願意投入合乎倫理道德規範的組織，且勇於對抗職業環境中，不合乎倫理法則的事件。

討論與分享

1. 醫院因為增加病房，擴張病床數，使的護理人力的調配出現不足的情形，院方為了表示誠意，將加班費主動調高 50%，但是情況持續三個月，遲遲未見改善。

試問：護理人員可拒絕不合理的加班要求嗎？維護病患權益與維持護理人員的權益間應如何取捨呢？

2. 病房會安排定期的讀書會，利用中午午餐的時間，大家聆聽文獻報告與進行討論，而每個人於一年中至少會一次輪到擔任主要報告者。

試問：此種活動應多久舉行一次？另有哪些活動可以增加護理人員的專業知識？

3. 某個節目以教導養生與美容為主題，廣邀相關領域的人士擔任來賓，為觀眾分享知識和經驗之談。其中有位來賓自行穿著臨床護理師制服，並加上個人化的裝飾品等等，讓觀眾對其產生頗似護理人員的形象。

試問：這位來賓的特意裝扮是否有損護理的專業形象？護理人員應該主動發聲予以制止嗎？

四、護理人員與工作夥伴

護理專業是項群體專業，獨善其身之外，也要兼善他人，展現群策群力的團隊功能。

1. 護理人員彼此間是相互扶持的夥伴關係，並以彼此尊重的心態與其他的專業人士合作。
2. 當事故發生危害到個案、家庭或社區的健康情況時，護理人員有義務以適當的行為互相保護，並幫助其他的專業人士。
3. 護理人員間的伙伴關係應能共同致力提升合乎倫理規範的行為。

討論與分享

1. 呂護理師因為先生意外地被診斷出肝臟腫瘤的衝擊，造成心神不寧，情緒不穩定，在照護病人的過程中有不適當的言語，引發衝突的場面。

試問：同單位的護理同仁應該給予哪些協助？

2. 陳護理師在施打高蛋白補充劑時，錯以為 A 病床的人就是 B 病床的病人，而造成施打錯誤的病人。

試問：身為同單位的護理人員，應當如何處理此事？

3. 某日早上約 8:30，一位家屬從病房衝出，擋在某位護理師面前，以粗暴言語辱罵，指責該護理師傷害他的母親。

試問：同單位的護理人員該如何保護這位護理師，保護其他病患，又如何保護自己？

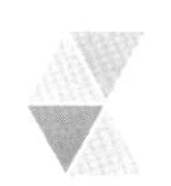

第三節 我國的護理倫理規範

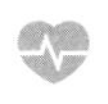

與世界各國的護理組織類似，我國的護理倫理規範是以國際護理協會為範本，配合我國的國情與護理專業理想，詳細規定列於本章的附錄。其內文架構如下：

一、護理人員的核心責任

護理人員的核心責任是促進健康、預防疾病的產生、於發病後重新建立健康狀態、減輕痛苦。此責任範圍含蓋：日常生活的保健、預防有害健康情形的產生、協助健康受損者積極恢復最佳的健康狀態、極力緩減病人與家屬所遭受的身心痛苦。

案例分享

無所不在的護理專業

從出生到死亡，從健康到疾病，從男到女，從年少到年老，從住家到工作場所，從白天到晚上，護理專業與執業人員都無所不在地守護人們的健康。

✦ SARS（嚴重急性呼吸道症候群）與醫護倫理

2003 年五月於台北市和平醫院爆發 SARS 的急性傳染事件。在此之前，沒有人想到甚麼是 SARS，沒有人知道近距離的接觸感染者就會被傳染，沒有人熟悉此病的症狀。無法平息的迅速傳染力，迫使和平醫院在集體院內感染下封院，使醫院完全與社會隔離，以免疫情擴散到圍牆之外。第一線的護理人員最接近病人，在未知的情況下，不知道應該採取的防備措施，許多護理人員因為感染 SARS 而倒下，未感染者仍然繼續執行照護病人的業務。SARS 的事件證明醫護人員恪守倫理規範的專業操守！

南丁格爾典範

奔馳於克里米亞戰場醫院的佛羅倫斯・南丁格爾，有一天突然感到難以形容的疲憊，緊接著發高燒並陷入昏迷狀態，群醫束手無策，原來佛羅倫斯感染了克里米亞熱病。南丁格爾女士拒絕返回英國休養，決心繼續留在克里米亞，因為她所領導的護理人員仍在奮鬥中，傷兵依然不斷地湧入，佛羅倫斯定意堅守崗位！

二、護理人員與服務對象

1. 重視生命的價值，強調瀕臨死亡病人的尊嚴與安詳。

南丁格爾典範

戰場是最殘酷的現場，生與死常在一瞬之間。克里米亞戰場的死傷慘重，佛羅倫斯・南丁格爾以第一位女性護理人員身分，率領 38 位成員前往戰場，協助醫療與照護傷兵，對於因為戰爭而即將步入生命終點的戰士，佛羅倫斯總是盡心竭力陪伴到最後一刻。握著逐漸無力的手，聽著猶如自言自語般地述說往事，仔細記下最後的請求和叮囑，給予肯定和稱讚的鼓勵，在極其平靜與沒有孤寂中，年輕的生命飛向另一個世界。

在克里米亞戰場遙對的山丘上，豎立著一個墓碑，這是南丁格爾女士的一位得力助手，隨行前來照護傷兵的護理人員。佛羅倫斯親自照護她，陪伴她到最後一刻，也親自將她埋葬在美麗的山丘，墓碑上刻著她的名字、生與死的日子、……。

討論與分享

徐先生與太太早上出門上班時，被醫院以電話通知，獲知住院的老父已經過世，要緊急趕往醫院。到達醫院後，見到逝去的老父親，自然傷心流淚，由於沒有其他兄弟姊妹，所以只有徐先生和太太二人，徐先生因為工作的需要，必須先行離開，只留下妻子一人辦手續，和陪伴老父親的遺體。

試問：護理人員此時可以如何協助孤單一人的徐太太？

2. 提供護理專業服務時須秉持的倫理原則為：
   (1) 留意與關心服務對象的個別性，例如：宗教信仰、風俗習慣、價值觀、和文化特質等等。
   (2) 相同於醫療倫理所強調的重點，護理倫理規範依然持守：
   - 服務對象擁有自主權。
   - 有限的服務資源要依照社會公義及公平原則分配。
   - 嚴格把持業務的守密原則。
   - 絕對維護服務對象的隱私。
   - 所有照護措施以造福服務對象為考量。
   - 護理人員與其他團隊成員均不可損害服務對象的利益。

討論與分享一

魏女士為某護理學校的退休教師，因為家庭暴力事件遭受多處骨折及外傷而住院，魏女士於入院時堅決表示不願意公開資料，保密身分。該院內呂姓醫事人員偶然間，從醫院的資訊系統查到魏女士的基本資料，猜想很可能為自己過去大學時的導師，因此希望前去探視。與該單位內的同事討論適不適合親自前往，同事建議因為當事人已經表示不願意公開，所以、還是請禮品店代為送花與水果即可。

試問：呂姓醫事人員的處理方式，有無善盡保密和尊重隱私的倫理規範？

討論與分享二

護理人員可以罷工嗎？

✦ 由法國的醫護艱難困境看台灣

2016 年 11 月法國巴黎大批醫護工作者，面戴口罩，進行罷工遊行活動，希望得到政府支持。在政府縮減預算、護理人力短缺、造成休假就無人能頂替，平均工時更是嚴重超時，不少法國護理人員已經難以承擔高度的工作壓力，因此護理人員們集體走上街頭，將所面臨的艱困攤於社會大眾的面前，以行動訴求實質的改變，高呼著「護理人力不足，將危及病人的照護品質」「護理人員不是機器，護理人員是人」。

✦ 德國的護理人員罷工案例

2015 年 6 月 22 日德國的護理人員在工會的組織動員下，高喊「增加醫療人力！」「明確化人力配置標準！」，進行了全國性的動員，於全歐洲最大的醫院進行無限期的罷工。這場護理人員罷工只持續了十天，獲得病人和家屬的支持，整個德國社會將此項罷工視為保護病人權益的活動。在罷工的現場傳播著一句格言：「危及病患權益的不是罷工，而是醫院的人事政策！」德國的工會甚至實地訪問 200 間醫療院所，仔細估算出德國境內的醫療院所至少需補足的護理人員數，方能解決護理人員嚴重過勞的問題。

試問：台灣的護理人員若是罷工，違反護理倫理嗎？有可能損及病人的權益嗎？

資料來源：

1. 自由時報（2016，11 月 9 日）．*法國護士崩潰自殺 醫護人員群起罷工遊行*．取自 http://news.ltn.com.tw/news/world/breakingnews/1881769
2. 苦勞網（2015，8 月 14 日）．*拒絕以命抵命的反血汗醫療鬥爭！2015 年德國醫護人員罷工行動之啓示*．取自 http://news.ltn.com.tw/news/world/breakingnews/1881769

(3) 力行有效的溝通：有效的溝通是指服務對象能夠清楚與正確地了解護理人員所傳遞的訊息。在護理倫理規範中強調：

- 應本著同理心，依照服務對象的理解能力，給予護理指導與諮詢。
- 應針對服務對象的疑慮給予適切的解釋和說明。
- 溝通說明時的態度應開放、關懷、鼓勵、尊重。

討論與分享

劉老先生入院為接受置換髖關節的手術，左眼有中度的白內障，並有輕度聽力障礙，手術前要進行告知注意事項與做相關的準備。

試問：在此情形下，如何進行有效的溝通，護理人員才算善盡告知的義務？

三、對自我的要求與對護理專業的責任

1. 護理人員要自尊自重，不可透過業務之便收受任何的餽贈，隨時維持良好的身心健康。
2. 護理人員本身應力行終生學習的精神，不斷更新所具備的專業知識和技能，提升護理服務的專業水準，促進護理專業的整體水平。
3. 護理業務的委託需適才適用，受委託的護理人員則要全力以赴與不辱所託。

討論與分享

1. 由於在住院期間，深深感受到護理人員的關懷和盡心的照護，李老先生和太太特別從自己的葡萄園，摘些新鮮的葡萄送給護理人員。

試問：護理人員是否合宜接受李老先生出於感激之意所贈送的葡萄？

2. 王先生是家中長子，結婚多年，父母與自己一直期盼能有孩子，直到 50 歲的生日時，才得知太太有喜了，順利地產下健康的男寶寶，欣喜之餘，在孩子滿月時，準備彌月禮送給醫師與護理人員，而且每人一份。

試問：這項出於分享喜悅的饋贈，護理人員應該如何處理？

四、關懷社會

1. 積極參加社會活動，進行公共衛生教育，宣傳有益健康的知識和方法。
2. 關懷所生活的環境，了解環境因素對於健康的影響。
3. 不可以護理的專業形象與力量協助行銷任何的商業產品。
4. 為了促進民眾的健康，護理人員以個人的專長參與擬定公共政策和推動相關活動。

討論與分享一

高護理師於白班結束後，騎機車要回家，行經某一交叉路口，見前方有一小群人圍觀，一位中年男士躺在地上，救護車尚未來到，高姓護理師馬上停下機車，趨前測量此男士的生命徵象，立時施以 CPR，陪伴到救護車抵達現場為止。

試問：若你是高護理師，會停下車來協助救護此位男士嗎？

討論與分享二

直銷是相當自由的商品行銷，由於沒有時間性與從業資格的限制，許多人常常以此為正職外的兼差。葉姓護理師在朋友的介紹下，使用某種品牌的藥妝產品，感到效果良好，所以接受友人的建議，除了自己也加入會員外，並同時成為該品牌的行銷員，利用下班與休假時間跑業務與參加直銷會議。

試問：葉姓護理師於下班後的兼差直銷，是否違反護理倫理的規範？兼差直銷是否會影響從事護理專業的品質？

五、維護工作團隊

1. 關懷並保護護理工作的團隊成員與其他領域的人士。
2. 團隊成員間要形成共識和凝聚向心力，互相幫助與支持，激發專業的成長，並順利地執行專業業務。
3. 機警地察覺任何可能危及專業成員安全與尊嚴的危機，採取必要的行動，報告主管與通知團隊成員。

案例分享

某天於早上門診時刻，一位自稱有失智情形的王姓先生，突然衝入診間，直指看診醫師誤診他沒有失智症，並稱前次就診所攜帶的資料被醫師偷藏起來，接著於診間吵鬧不休，之後又轉到掛號批價櫃檯表示要投訴醫師與護理人員。此時、警衛人員接獲通報，立即趕到現場，醫院的法務室也有專人前來了解情形。

六、尋求專業成長

1. 積極充實護理專業知識與技能，致力提昇護理執業標準、發展護理實務、管理、研究及教育。
2. 加入護理專業團體，例如：護理協會、護士與護理師公會、各護理專業學會。
3. 積極參與各項有助於護理發展的活動。

小常識

護理人員必須繼續教育方能更新執照

根據醫事人員執業登記及繼續教育辦法：

第八條：醫事人員辦理執業執照更新，其新發之執業執照應更新日期為自原發執業執照屆滿第六年之翌日。

第十三條：醫事人員執業，應接受下列課程之繼續教育：

一、專業課程。

二、專業品質。

三、專業倫理。

四、專業相關法規。

目前計有中華民國護理師護士公會全國聯合會、中華民國急重症護理學會、台灣護理學會、中華民國精神衛生護理學會、中華民國急重症護理學會、台灣腎臟護理學會、台灣專科護理師學會、台灣醫療繼續教育推廣學會等8家，提供護理人員繼續教育積分審查認定。

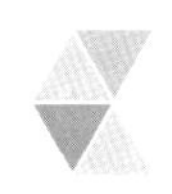

結 語

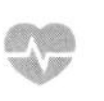

護理倫理是專門職業的行為規範，與醫療倫理規範秉持相同精神，又強調對於護理人員的特別期待，從護理教育開始將此倫理觀深植在護理學生心中，奠定護理價值觀的基礎，延伸到各護理實務領域，此規範引導各個執業人員正確地實行照護服務、在團隊中發展自我、又以整體護理專業發展為責任、關懷社會與環境。簡言之，將個人的小我融入專業的大我，又將護理專業與國家社會接軌，使護理專業成為提升國家社會發展的助力，這是現代護理的始祖，佛羅倫斯·南丁格爾所抱持的理想。

案例分享

護理業務與倫理疏失

出生才 3 個小時的女嬰出現體溫偏低情形，婦產科護理人員使用電毯幫女嬰保溫，卻造成女嬰下半身 20%的皮膚二度灼傷。女嬰的爸爸說，發現女嬰被燙傷時，他還看到護理人員事不關己的在聊天。婦產科診所認為是電毯出問題，不過，電毯業者出面澄清，說他們的產品是熱敷毯，不是電毯，而且產品使用說明書，清楚寫著，不能用在嬰兒身上。衛生局則是在稽查過這家婦產科診所後，認定護理人員有疏失，處停業 1 個月到 1 年。衛生局表示，護理人員在使用烤燈 15 分鐘後未測量嬰兒體溫是否仍低於 36.5 度，僅以手觸碰嬰兒胸前體溫，即使用電熱毯，且使用電熱毯期間也未量測嬰兒體溫是否回升，僅以手觸摸嬰兒與電熱毯間溫度，未實際量測嬰兒體溫，致嬰兒燙傷，已違反「護理倫理之不傷害原則」屬不正當行為，將以違反護理人員法處停業處分，另該診所未督導醫事人員依法執行業務，最高可處 25 萬元以下罰鍰。

討論與分享

伊斯蘭教的女性，頭髮只能夠被自己的丈夫看到，不能被其他的男性看到。為了服務某些高社經地位的伊斯蘭教婦女，某國家發展一種專門服務伊斯蘭教女性的美髮院。採取預約制，工作人員都是女性，服務的進行為專責制，一位美髮師只服務一位婦女，該院的門窗都是特殊的隱密設計，美髮室也是獨立個別隔間又隔音。因此每一位婦女皆由先生送到美髮院門口，由專任美髮師接待直到服務結束後，以電話通知丈夫前來接回妻子，所以從頭到尾，妻子頭髮的隱私性完全被嚴密地受到保護。

試問： 這種如此嚴格的守密標準與尊重當事人的文化背景，如何應用到護理專業上？

參考文獻

自由時報（2016，11 月 9 日）·*法國護士崩潰自殺 醫護人員群起罷工遊行*·取自 http://news.ltn.com.tw/news/world/breakingnews/1881769

苦勞網（2015，8 月 14 日）·*拒絕以命抵命的反血汗醫療鬥爭！2015 年德國醫護人員罷工行動之啟示*·取自 http://news.ltn.com.tw/news/world/breakingnews/1881769

附錄 護理倫理規範

全聯護會棣字第 83050 號函內政部核備
内政部台内社字第 8385576 號函准予備查
95.03.11 第六屆第三次會員代表大會通過
内授中社字第 0950004510 號函准予備查

一、護理人員的基本責任

1. 負起服務對象的健康促進、疾病預防、重建健康和減輕痛苦的責任。

二、護理人員與服務對象

2. 尊重服務對象的生命，協助瀕臨死亡者安詳且尊嚴死亡。
3. 尊重服務對象的個別性、自主性、人性尊嚴，及接納其宗教信仰、風俗習慣和價值觀以及文化之差異。
4. 公平的應用資源，不因服務對象的社經地位或個人好惡而有不一致的服務。
5. 當服務對象接受面談、檢查、治療和護理時，應尊重並維護其隱私及給予心理支持。
6. 保守服務對象的醫療秘密，在運用其資料時，需審慎判斷，經服務對象同意或遵循法令程序處理。
7. 提供醫療照護活動時，應善盡告知責任，經確實知悉同意後執行，但緊急情況除外。
8. 執行醫療照護、研究或實驗性醫療時，應維護服務對象的安全及權益。
9. 秉持同理心，提供符合服務對象能力與需要的護理指導與諮詢。

10. 對服務對象的疑慮應給予充分的說明及協助，以維護其權益。
11. 對服務對象及家屬應採取開放、協調、尊重的態度，並鼓勵其參與計劃及照顧活動。
12. 察覺工作團隊成員有不適當的醫療照護行為時，應立即主動關懷瞭解，採取保護服務對象的行為並同時報告有關人員或主管。
13. 當服務對象有繼續性醫療照護需要時，應給予轉介並追蹤。

三、護理人員與專業服務

14. 負起照護責任，提供合乎專業標準的照顧，定期檢討並致力改進。
15. 接受責任時先確立自身身心安全；委以責任時，應先評估被委派者之身心狀況與能力。
16. 維持自我身心平衡，終身學習，提昇個人專業行為之標準及執業能力。
17. 委婉謝絕服務對象或家屬的餽贈，以維護社會形象。

四、護理人員與社會互動

18. 積極參與促進大眾健康的活動，並教育社會大眾，以增廣其保健知識與能力。
19. 對於影響健康之社會、經濟、環境及政治等因素表示關切，視個別專長積極參與有關政策之建言與推動。
20. 不以執業身份替商品代言促銷。
21. 重視環境倫理價值觀，將環境問題視為己任。

五、護理人員與工作團隊

22. 建立良好團隊合作關係，以專業知識和經驗，凝聚團隊共識，協助其他成員發展專業能力，使其安全合宜的執行角色功能。

23. 當同事或自身健康及安全面臨危險，且將影響專業活動水準和照護品質時，必須採取行動，並適時向上呈報。

24. 對任何危及專業、服務品質或對服務對象身、心、社會方面有影響的活動，都需立即採取行動，同時報告有關人員或主管。

六、護理人員與專業成長

25. 積極充實護理專業知識與技能，致力提昇護理執業標準、發展護理實務、管理、研究及教育。

26. 加入護理專業團體，並積極參與對護理發展有貢獻的活動。

27. 成為護生的角色模範，並具教學精神，適時給予指導及心理支持，以培養優良護理人才。

資料來源：中華民國護理師護士公會全國聯合會（2015，1 月 18 日）．*護理倫理規範內容*．取自 http://www.nurse.org.tw/Enactment/Enactment1.aspx

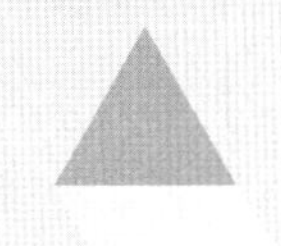

Chapter

5

倫理與法律的關係

第一節　法律的功能

第二節　法律與倫理的本質差異

第三節　倫理與法律的相容性

第四節　護理專業的倫理與法律

第五節　如何避免違反護理倫理與法律

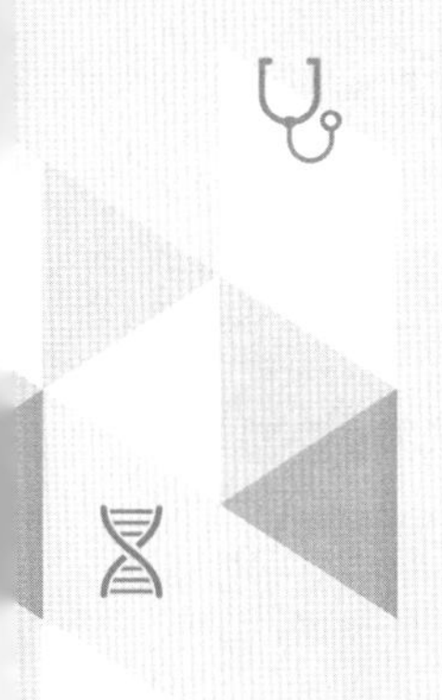

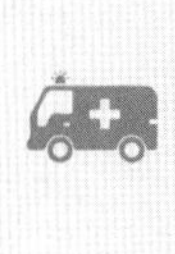

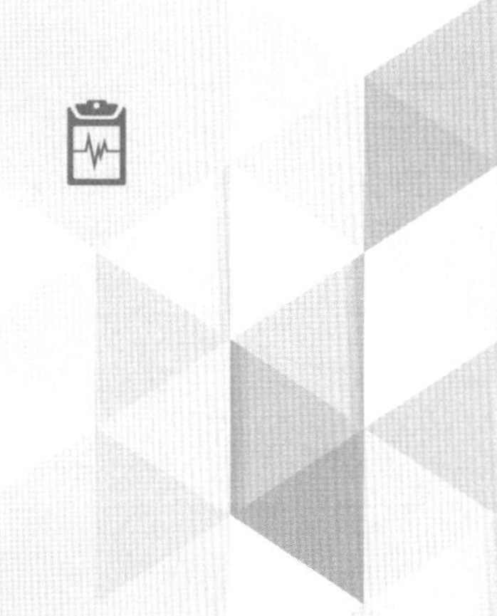

前言

如果以磐石形容倫理在社會中的基礎力量，那麼法律就可被視為柱石，具有支撐的功能。如果以建造房子為比喻，倫理猶如地基，法律則為鋼筋，兩者共同成為穩定社會團體的規範。又者、進一步可言，法律的制定依著倫理的綱要，倫理是法律規範不足時的約束力。再者，違反倫理的同時，通常也極有違反法律的可能性，所以、倫理和法律二者間有密切不可分的關係。醫療照護機構與業務的性質，既糾結錯綜複雜的倫理規範，又常常伴隨發生爭議事件，醫療執業人員處於此糾紛情境，豈能疏忽該有的法律知識。

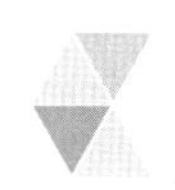

第一節　法律的功能

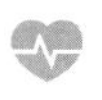

1. **建立社會秩序：**法律必須由政府機關經過規定的程序，以白紙黑字的條文正式制定。國家制定法律的目的不外乎為維護公共秩序，解決爭議，保障權利，懲罰加害他人者或是觸犯規定者，而法律的終極目標是安定社會與百姓能安居樂業。

2. **產生公權力：**法律以清楚的文字賦予政府機關與執行者公權力。法律是一群具有代表性的人所制定，透過法條的規定將維護社會秩序的權力，賦予符合資格條件的人代為執行。換言之、制定法律之後便有所謂公共權力的產生與行使，目的是使所有的社會行為都在法律規範內。

3. **懲罰違反法律規定的行為：**法律條文既是明白書寫且公開宣佈，就是要讓群眾明白那些事與行為不可做，當做了法律上所規定不可做的事，便可能發生觸犯法條的情形，當然須受到法律的制裁。

4. **釐清爭議事件：**當有兩方或是多方對於同一件事或權利有不同的看法，且難以達成解決之道時，訴求法律的途徑及手段是解決問題的方法之一。

5. **保障與保護應有的權益：**法律保護受害者不再被傷害，並且幫助獲得該有的補償或賠償。對於加害者除應承受的法律責任以外，也要避免加害者遭受所不該承受的責任。

案例分享

張小姐於結婚前一周，被酒駕的林先生高速衝撞而死。張小姐的未婚夫無法接受此意外事件，在林先生步出警察局時，持棍衝上前去，失去理智地痛毆林先生，在旁的警察馬上將張小姐的未婚夫架離現場，同時奪去手中的棒棍，將其與林先生隔開，並快速地將林先生押入警車。

說明： 林先生因為酒駕高速車禍致人於死，應該按照法定程序受審與接受法律制裁，但是、張小姐的未婚夫非執法人，未具有公權力，不可私自對林先生施暴作為報復。此外、張小姐的未婚夫雖然即將於一周後與張小姐結婚，但是、於事故發生時，公開之婚禮尚未舉行，也未進行結婚登記，因此，他尚不能為受害者之親屬。

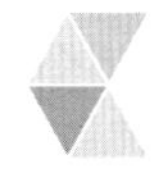

第二節　法律與倫理的本質差異

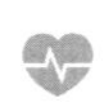

1. **約束層面的不同：** 法律只著重約束人們的外在行為，而倫理強調人們發自內心良知。外在行為是顯而易見的，較容易判斷對與錯，是否符合法律的要求。內在的良知是不顯於人前的，難以從外表察覺它的善與惡。所以、即使內心有惡念，只要不做違反法律所規定的範疇，就不會受到法律的懲處。
2. **強調不同的觀念：** 法律著重權利和義務間的相對性，是種因與果的關係。倫理則是要求自我的責任，重視個人應該主動的付出，無須期待他人的回饋。
3. **產生的過程不同：** 法律要經過政府機關制定、明令公佈、與正式施行等三個步驟。倫理的形成沒由特定的程序，通常是社會上的多數人共同支持某些規則或行為，無形中產生共識，將其常理化，不知不覺中影響群體的生活動作和觀念，便成為普遍認同的倫理規範。

4. **制裁力不同**：法律既然是國家制定的，具有公權力，執行法律者的力量來自於國家主體，因此對於觸犯法律的行為便有強制的懲罰力。倫理沒有實質的制裁力，只有個人內心的自我譴責，因為所謂的良知很容易被外在環境因素所干擾與淹沒。

討論與分享

以聖經中路加福音第 10 章裡的一個故事，來討論法律與倫理之關係

有一個猶太人，從以色列的耶路撒冷出發，要到一個城市，名叫耶利哥城。在旅程中碰到一群強盜，搶了他身上的錢、剝光了他的衣服，而且這個人還被打個重傷，最後被丟棄在馬路邊。這時，有一位教導猶太人宗教法律的律法師正好經過，他不僅沒有停下來，還假裝沒看見，繞到路的另外一邊離開了。之後，又來了一位擔任教會聖職工作的猶太人，他也只過去看了看這位受傷的猶太人，然後也不聞不問地走開了。最後來了一位和猶太人素不相往來的撒馬利亞人，他很同情受傷的猶太人，趕快看看他的傷勢情況，並為他包紮傷口，然後小心翼翼地把他抱到騾子上，送到最近的旅館，而且照顧他一整個晚上。第二天這個撒馬利亞人，因為要做生意，所以必須離開，離開前他拿了些錢給旅館主人，同時囑咐旅館主人，要幫忙照顧這位收傷的猶太人，所有的花費，等他回來時會全數付清！

試問：

1. 這個故事中，誰的行為觸犯了法律？誰的行為不符合倫理？
2. 律法師和在教會聖職工作的猶太人有錯嗎？
3. 以倫理面而言，撒馬利亞人所行的，可堪稱好人好事代表嗎？
4. 如果是我碰見這種情況，我的反應會像誰一樣？

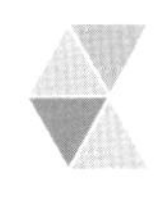

第三節　倫理與法律的相容性

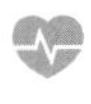

1. **倫理與法律皆認可**：事件或是行為合於倫理規範，也不牴觸法律的約制。

案例分享

范先生熱心公益，喜愛幫助左鄰右舍，常常看見公共巷道有落葉或是垃圾，便會主動拿出竹掃帚，把巷道清潔得乾乾淨淨，並將垃圾包好後，於垃圾車前來收垃圾時丟棄。范先生的行為既合於倫理，又未觸犯法律。

2. **合於倫理，但是於法不容**：事件或是行為雖然合於倫理規範，但是牴觸法律的約制性。

案例分享

王小姐因為母親住院，近一個月需要常常到醫院探視母親，可是又不希望失去公司的全勤獎金，因此、私自於所處理的公文書標示虛假的日期和時間，其實當時她本人皆不在辦公室。

說明：雖然王小姐盡心照顧生病的母親是孝順的行為，但是、為獲得全勤獎金而遮掩曠班的事實，並捏造工作的時間和日期，此乃偽造文書與侵占公司財務之嫌，是法律所不允許的行徑。

3. **倫理與法律皆不允許：**事件或是行為不合於倫理規範，同時也牴觸法律的約制性。

案例分享

游先生因為失業，心情不佳，喝了些酒之後，依然滿腔憤怒，看到鄰居最近新買的轎車，心生不平的情緒，所以、利用深夜時分，以鐵鑽刮損車子的外漆，並用腳重踢車門，造成車門凹陷情形，這些行徑剛好被街口的錄影機拍下。

說明：游先生對於鄰居的行為當然違反倫理精神，又有毀損他人之物的情形，自然構成民法上的侵權條件，需負損害賠償的責任。

4. **無關於倫理與法律的規範：**事件或是行為與倫理規範和法律的約制性無關。

案例分享

彭先生每天下班回到家，晚餐時總喜愛小酌一番，除去一天的疲勞，也讓自己的心情開朗。彭太太知道先生的嗜好，所以、晚餐的菜餚便會多準備一份下酒菜。

說明：彭先生喜愛晚餐時於家中小酌純是個人嗜好，並不違反任何倫理規範與法律條文。

但是，如在酒後駕車外出被警方臨檢，酒精含量超過法定標準時就會依造道路交通管理處罰條例第 35 條（酒後駕車）或刑法第 185 條之 3 規定（公共危險罪）處罰。

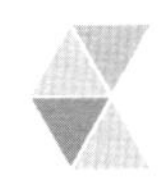

第四節　護理專業的倫理與法律

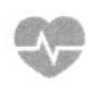

醫護執業人員均應熟悉所屬專業的倫理規範和法律條文，醫護理倫中的某些規範常是和法律一致的，如有違反所屬的倫理規範，同時也會違反法律的條文。

討論與分享

1. 護理倫理規範明文規定，護理人員有責任保守病人的醫療秘密，在運用其資料時，審慎判斷。如若護理人員違反此項規範，同時也違反了護理人員法對保密的規定（如本章末附錄），可能會涉及民事上侵害隱私權的損害賠償責任。

試問：護理人員於中午用餐休息時間，閒聊中談到某某病患的罹病原因是婚姻問題，此時有無違反倫理與法律的規範？

2. 因為違反護理倫理的規範，而造成發生護理專業過失。護理倫理規範要求護理人員應提供符合病人能力與需要的護理指導與諮詢。當護理人員未察覺某女性糖尿病患者識字不多，只在簡單的言語解說後，給予衛教單張，告知可以詳細閱讀內容的小細節。

試問：這位女性糖尿病患會去詳讀衛教單張嗎？如若病患因此而受傷害，護理人員是否該負護理過失之責？

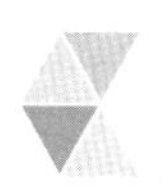

第五節 如何避免違反護理倫理與法律

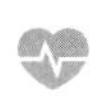

1. 首先必須熟悉倫理規範與法律條文，這是最重要的第一步，在訊息不足的情形下執行醫療與護理業務，是將自己置於危險的情況，很容易因為不知情而觸犯規定，身為專門職業的執業人員，有責任與義務熟悉所屬領域的規範。

討論與分享

護理人員法中明訂護理業務的項目為：健康問題之護理評估、預防保健之護理措施、護理指導及諮詢、在醫師的監督下實施醫療輔助行為。醫療輔助行為如以下：

1. 輔助施行侵入性檢查。
2 輔助施行侵入性治療、處置。
3. 輔助各項手術。
4. 輔助分娩。
5. 輔助施行放射線檢查、治療。
6. 輔助施行化學治療。
7. 輔助施行氧氣療法（含吸入療法）、光線療法。
8. 輔助藥物之投與。
9. 輔助心理、行為相關治療。
10. 病人生命徵象之監測與評估。
11. 其他經中央衛生主管機關認定之醫療輔助行為。護理人員除執行前項醫療輔助行為外，對於住院病人仍應依病人病情需要，提供適當之護理服務。

試問：日常護理業務中哪一些屬於醫療輔助行為？

2. 了解各項規範與法律條文的內涵與意義，例如：業務上的守密原則是指，不可以將服務對象不願意為他人知道的隱私，任意地告知第三者。除非有牴觸為病患營造最大利益的原則，否則只要是病患要求不可公開的個人資料，皆應該謹慎遵守保密原則。

3. 常常涉略醫護爭議事件的案例與範例以獲得相關的知識，借鏡已發生的個案，可獲悉事件的發生原因，處理的過程，以及如何防範於未然。

討論與分享

民國九十一年十一月發生於台北市某家醫院打錯針的事件，震驚當時的社會。當時檢方主動偵辦此事件，發現某位麻醉護理人員違反規定，將不屬於嬰兒房的藥物放置在嬰兒房的冰箱。此時、某位嬰兒房護理人員，疏於遵守給藥和發藥的「三讀五對」原則，將麻醉護理人員放置於嬰兒房冰箱的肌肉鬆弛劑，誤以為是 B 型肝炎疫苗，施打於七名新生兒，導致一死六傷的悲劇。檢察官將兩位護理人員以業務過失致死罪予以起訴。

試問：

1. 此案例給予護理人員何種啟示？
2. 此案例違反哪些倫理規範？

4. 謹慎但又謙虛有禮的服務態度：護理人員於執行業務時應抱持謹慎的態度，雖然不至於到草木皆兵的情形，但是忙碌又緊湊的工作步調，又攸關病人生命的重要時刻，所以護理人員的態度是謹慎自守的，應該把握下列原則：

(1) 力行凡事查核，確定項目後方可實施。
(2) 忙中仍然要遵行程序，避免產生混亂的情形。
(3) 遇有疑慮時，切莫敷衍以對，草率行事。
(4) 應對要誠實與明確，只說事實，不加批評，避免以下模糊用詞「我猜」「我想」「大概」「可能」「應該是」等等。更不能有情緒字眼「無法接受」「分明是刁難」「不可理喻」等等。當然絕對不可作與事實不合的陳述。
(5) 對於病人與家屬的疑問要耐心地聆聽，清楚地反覆解釋，直到病人和家屬理解為止。
(6) 當無法馬上滿足病人或家屬的要求時，應說明原因，給予其他可行的建議，或是表明何時能夠協助。

5. 明確又清晰的紀錄事件與工作項目：護理人員法規定護理人員執行業務時，應製作紀錄，而且該紀錄應該由護理人員執業之機構保存十年。其重要性如下：
(1) 護理紀錄具有業務交接溝通的功能，幫助整個醫護團隊能夠協力合作，提供連續性的照護措施。
(2) 在法律上，當有醫療爭議情形發生時，護理紀錄是重要的證明文件。
(3) 當醫院接受評鑑時，護理紀錄的品質代表護理業務是否被正確的執行，是稽核護理業務品質的指標之一。
(4) 護理紀錄具有教育性的價值：時下所強調的焦點紀錄書寫法，關注護理紀錄的四大項目：將病人的問題具體又簡潔的文字化，所執行的護理活動，病人的反應，所給予的護理指導。這些護理人員個別的護理紀錄，能夠在團隊間互相交流與討論，具有集思廣益的教育意義。

案例分享

本月病房會議的討論主題是罹患巴金森氏症病人的護理照護計畫。王姓護理人員於上個月及本月均有照護此診斷的病人，因此以其所作的護理紀錄為個案照護討論的主題，討論不同嚴重度的巴金森氏症病人的護理照護需求和重點，提出各項可能的照護計畫，分析優缺點和可行性等等。

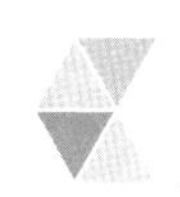

結 語

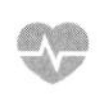

許多情形下，法律很難完全落實倫理的理想，例如：護理倫理規範要求護理人員努力提升護理專業的標準，致力於研究、教學、臨床實務等等，執業時要著重實證的精神，等等類似精神喊話似的宣告，是無法以國家公權力強制實施。只能靠護理人員的專業良知，加強個人所應有的專門知識，執行業務時要尊重生命的寶貴價值、維護人性的尊嚴的維護，並能同時關懷人群和社會。因此、倫理規範可以彌補法律之不足，法律可以發揚某些倫理的精神。

討論與分享

中午午餐後，王姓護理師正為下午時間的各項治療與照護措施做準備，意外地發現某位護理同仁，已經寫完了某些病人的白班護理紀錄，王姓護理師前往詢問該同事，為什麼在中午時就寫完護理紀錄了？該同事回應：「那些病人的狀況都很穩定，沒有新的醫囑或是治療安排，所以就先利用時間寫完他們的紀錄。」

試問：

1. 此護理同仁的行為有無牴觸護理倫理規範？

2. 王姓護理師該如何處理這種情況？

案例分享一

於 2017 年 4 月 21 日聯合報中，有一則報導如下，可供參酌：

新聞標題：過了！立院三讀醫療法 公然侮辱醫護最高罰 5 萬元

刊載內容： 鄭煒／即時報導

為嚇阻醫療暴力事件，立法院民國於 106 年 4 月三讀修正「醫療法」中的部分條文，明訂未來在醫療場所以非法手段妨礙醫療行為者，不但有行政罰則、3 年以下有期徒刑，若因此致人於死、傷者，最高可處無期徒刑或 7 年以上徒刑。

三讀條文明定，任何人不得以強暴、脅迫、恐嚇或其他非法方式妨礙醫療業務執行外，並增訂「公然侮辱」部分，醫療機構應採必要措施，確保醫事人員執業安全，違者最高處 5 萬元以下罰鍰；妨害其執行醫療或救護業務者，處 3 年以下徒刑，得併科 30 萬元以下罰金。三讀條文明定，若有上述妨礙醫療業務執行，警察機關應排除或制止，若涉及刑事責任者，則移送司法機關偵辦。

案例分享二

於 2018 年 1 月 22 日聯合報中，有一則報導如下，可供參酌：

新聞標題：大鬧急診室粗話罵哭護理師 囂張男遭檢起訴求重刑

刊載內容： 曾健祐／即時報導

桃園市范姓男子前年 6 月帶爸爸到醫院看病，但范父不肯配合引發爭執，范朝著 3 名醫療人員咆哮三字經，更痛罵「實習醫生」、「爛護士」等語，護理師遭辱哭著躲進診間，范更囂張說「叫警察、叫總統來也一樣」，大鬧醫院 1 個多小時；檢方痛批他戕害醫事人尊嚴，依違反醫療法罪嫌起訴，請求從重量刑。

檢警調查，范男（46 歲）當天晚上 10 點多帶父親看病，謝姓護理師詢問病情、量血壓時范父不願配合雙方起了爭執，范先朝著謝及另名莊姓護理師飆罵三字經，更徒手打凹一旁推車。

起訴書指出，莊上前勸阻無效打算打電話報警，范竟回嗆「叫警察來、叫總統來也一樣，什麼東西」等語，甚至阻擋護理師去路，用手指戳莊的肩膀，導致護理人員嚇到躲回診間，且不甘受辱難過啜泣。

范還不罷休，繼續在急診室外一邊用手機拍攝，一邊還辱罵「實習醫師」、「爛護士」,「你們都沒有執照」等語，大吵大鬧長達 1 個多小時，不少病患擔心遭波及，紛紛辦理自動離院，直到警方到場後才結束這場鬧劇。

檢方認為，范男以穢語侮辱醫事人員，並用暴力妨害醫療業務，破壞、延宕急診醫療環境，更嚴重戕害醫事人員尊嚴、醫病關係，且近年醫療糾紛引發暴力犯罪常見，范事後規避責任、毫無悔意，依法起訴並建請法院從重量刑。

參考文獻

聯合報（2018，1 月 22 日）·*大鬧急診室粗話罵哭護理師 囂張男遭檢起訴求重刑*·取自 https://udn.com/news/story/7321/2943303?from=udn-catelistnews_ch2

聯合報（2017，4 月 21 日）·*過了！立院三讀醫療法 公然侮辱醫護最高罰 5 萬元*·取自https://udn.com/news/story/6656/2417513

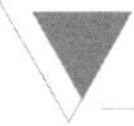

附錄　護理人員法（節錄）

中華民國一百零四年一月十四日總統華總一義字第 10400002301 號令
修正公布第 5、23-1、28、33 條條文；並增訂第 23-2、31-1、31-2 條條文

第一章　總則

第 1 條　中華民國人民經護理人員考試及格，並依本法領有護理人員證書者，得充護理人員。

前項考試得以檢覈行之；其檢覈辦法，由考試院會同行政院定之。

第 2 條　本法所稱護理人員，指護理師及護士。

第 3 條　經護理人員考試及格者，得請領護理人員證書。

第 4 條　請領護理人員證書，應具申請書及資格證明文件，送請中央主管機關審核後發給之。

第 5 條　本法所稱主管機關：在中央為衛生福利部；在直轄市為直轄市政府；在縣（市）為縣（市）政府。

第 6 條　有下列情形之一者，不得充護理人員；其已充護理人員者，撤銷或廢止其護理人員證書：

一、曾犯肅清煙毒條例或麻醉藥品管理條例之罪，經判刑確定。

二、曾犯毒品危害防制條例之罪，經判刑確定。

三、依本法受廢止護理人員證書處分。

第 7 條　非領有護理師或護士證書者，不得使用護理師或護士名稱。

非領有專科護理師證書者，不得使用專科護理師名稱。

第 7-1 條　護理師經完成專科護理師訓練，並經中央主管機關甄審合格者，得請領專科護理師證書。

前項專科護理師之甄審，中央主管機關得委託各相關專科護理學會辦理初審工作。領有護理師證書並完成相關專科護理師訓練者，均得參加各該專科護理師之甄審。

專科護理師之分科及甄審辦法，由中央主管機關定之。

第二章　執業

第 8 條　護理人員應向執業所在地直轄市、縣（市）主管機關申請執業登記，領有執業執照，始得執業。

護理人員執業，應每六年接受一定時數繼續教育，始得辦理執業執照更新。

第一項申請執業登記之資格、條件、應檢附文件、執業執照發給、換發、補發、更新與前項繼續教育之課程內容、積分、實施方式、完成繼續教育之認定及其他應遵行事項之辦法，由中央主管機關定之。

第 9 條　有下列情形之一者，不得發給執業執照；已領者，撤銷或廢止之：

一、經廢止護理人員證書。

二、經廢止護理人員執業執照未滿一年。

三、罹患精神疾病或身心狀況違常，經主管機關認定不能執行業務。

前項第三款原因消失後，仍得依本法規定申請執業執照。

主管機關依第一項第三款規定為認定時，應委請相關專科醫師鑑定。

第 10 條　護理人員非加入所在地護理人員公會，不得執業。

護理人員公會不得拒絕具有會員資格者入會。

第 11 條　護理人員停業或歇業時，應自事實發生之日起三十日內，報請原發執業執照機關備查。

前項停業之期間，以一年為限；逾一年者，應辦理歇業。

護理人員變更執業處所或復業者，準用關於執業之規定。

護理人員死亡者，由原發執業執照機關註銷其執業執照。

第 12 條　護理人員執業，應在所在地主管機關核准登記之醫療機構、護理機構或其他經中央主管機關認可之機構為之。但急救、執業機構間之支援或經事先報准者，不在此限。

第 13 條　護理人員執業，其登記執業之處所，以一處為限。

第三章　護理機構之設置及管理

第 14 條　為減少醫療資源浪費，因應連續性醫療照護之需求，並發揮護理人員之執業功能，得設置護理機構。

第 15 條　護理機構之服務對象如左：

一、罹患慢性病需長期護理之病人。

二、出院後需繼續護理之病人。

三、產後需護理之產婦及嬰幼兒。

第 16 條　護理機構之設置或擴充，應先經主管機關許可；其申請人之資格、審查程序與基準、撤銷、廢止及其他應遵行事項之辦法，由中央主管機關定之。

護理機構之分類及設置標準，由中央主管機關定之。

第 17 條　護理機構之開業，應依左列規定，向所在地直轄市或縣(市)主管機關申請核准登記，發給開業執照：

一、公立護理機構：由其代表人為申請人。

二、財團法人護理機構：由該法人為申請人。

三、私立護理機構：由個人設置者，以資深護理人員為申請人；由其他法人依有關法律規定附設者，以該法人為申請人。

第 18 條　護理機構名稱之使用或變更，應以主管機關核准者為限。

非護理機構不得使用護理機構或類似護理機構之名稱。

第 18-1 條　護理機構廣告，其內容以左列事項為限：

一、護理機構之名稱、開業執照字號、地址、電話及交通路線。

二、負責護理人員之姓名、性別、學歷、經歷、護理人員證書及執業執照字號。

三、業務項目及執業時間。

四、開業、歇業、停業、復業、遷移及其年、月、日。

五、其他經中央主管機關公告容許事項。

非護理機構，不得為護理業務之廣告。

第 18-2 條　護理機構不得使用下列名稱：

一、在同一直轄市或縣（市）區域內，他人已登記使用之護理機構名稱。

二、在同一直轄市或縣（市）區域內，與被廢止開業執照未滿一年或受停業處分之護理機構相同或類似之名稱。

三、易使人誤認其與政府機關、公益團體有關或有妨害公共秩序或善良風俗之名稱。

第 19 條　護理機構應置負責資深護理人員一人，對其機構護理業務，負督導責任，其資格條件由中央主管機關定之。

私立護理機構由前項資深護理人員設置者，以其申請人為負責人。

第 19-1 條　護理機構負責護理人員因故不能執行業務，應指定合於負責人資格者代理之。代理期間超過一個月者，應報請原發開業執照機關備查。

前項代理期間，最長不得逾一年。

第 20 條　護理機構應與鄰近醫院訂定轉介關係之契約。

前項醫院以經主管機關依法評鑑合格者為限。

第一項契約終止、解除或內容有變更時，應另訂新約，並於契約終止、解除或內容變更之日起十五日內，檢具新約，向原發開業執照機關報備。

第 21 條　護理機構之收費標準，由直轄市、縣(市)主管機關核定之。但公立護理機構之收費標準，由該管主管機關分別核定。

護理機構不得違反收費標準，超額收費。

第 22 條　護理機構停業、歇業或其登記事項變更時，應於事實發生之日起三十日內，報請原發開業執照機關備查。

護理機構遷移或復業者，準用關於設立之規定。

第 23 條　護理機構應依法令規定或依主管機關之通知，提出報告，並接受主管機關對其人員配置、設備、收費、作業、衛生、安全、紀錄等之檢查及資料蒐集。

第 23-1 條　中央主管機關應辦理護理機構評鑑。直轄市、縣（市）主管機關對轄區內護理機構業務，應定期實施督導考核。

護理機構對前項評鑑及督導考核，不得規避、妨礙或拒絕。

第一項之評鑑、督導考核，必要時，得委託相關機構或團體辦理。

第 23-2 條　中央主管機關辦理護理機構評鑑，應將各機構評鑑之結果、有效期間及類別等事項公告之。

護理機構於評鑑合格有效期間內，違反本法或依本法所發布之命令，經主管機關令其限期改善，屆期未改善或其違反情節重大者，中央主管機關得調降其評鑑合格類別或廢止其評鑑合格資格。

護理機構評鑑之標準，包括對象、項目、評等、方式等，與評鑑結果之撤銷、廢止及其他應遵行事項之辦法，由中央主管機關定之。

第四章　業務與責任

第 24 條　護理人員之業務如下：

一、 健康問題之護理評估。

二、 預防保健之護理措施。

三、 護理指導及諮詢。

四、 醫療輔助行為。

前項第四款醫療輔助行為應在醫師之指示下行之。

專科護理師及依第七條之一接受專科護理師訓練期間之護理師，除得執行第一項業務外，並得於醫師監督下執行醫療業務。

前項所定於醫師監督下得執行醫療業務之辦法，由中央主管機關定之。

第 25 條　護理人員執行業務時，應製作紀錄。

前項紀錄應由該護理人員執業之機構依醫療法第七十條辦理。

第 26 條　護理人員執行業務時，遇有病人危急，應立即聯絡醫師。但必要時，得先行給予緊急救護處理。

第 27 條　護理人員受有關機關詢問時，不得為虛偽之陳述或報告。

第 28 條　除依前條規定外，護理人員或護理機構及其人員對於因業務而知悉或持有他人秘密，非依法、或經當事人或其法定代理人之書面同意者，不得洩漏。

第五章　懲處

第 29 條　護理機構有下列情形之一者，處新臺幣二萬元以上十萬元以下罰鍰；其情節重大者，並得廢止其開業執照：

一、容留未具護理人員資格者擅自執行護理業務。

二、從事有傷風化或危害人體健康等不正當業務。

三、超收費用經查屬實，而未依限將超收部分退還。

四、受停業處分而不停業。

第 30 條　護理人員受停業處分仍執行業務者，廢止其執業執照；受廢止執業執照處分仍執行業務者，廢止其護理人員證書。

第 30-1 條　護理人員將證照租借予不具護理人員資格者使用，廢止其護理人員證書；租借予前述以外之人使用者，處新臺幣二萬元以上十萬元以下罰鍰，得併處一個月以上一年以下之停業處分或廢止其執業執照。

前項情形涉及刑事責任者，並應移送該管檢察機關依法辦理。

第 31 條　護理機構受廢止開業執照處分，仍繼續開業者，得由中央主管機關吊扣其負責護理人員證書二年。

第 31-1 條　違反依第十六條第二項所定設置標準者，應令其限期改善；屆期未改善者，處新臺幣六萬元以上三十萬元以下罰鍰，並再令其限期改善；屆期仍未改善者，得處一個月以上一年以下停業處分；停業期滿仍未改善者，得廢止其設置許可。

第 31-2 條　護理機構依第二十三條之一第一項規定接受評鑑，經評鑑不合格者，除違反依第十六條第二項所定設置標準，依前條規定處罰外，應令其限期改善；屆期未改善者，其屬收住式護理機構，處新臺幣六萬元以上三十萬元以下罰鍰，其他護理機構，處新臺幣六千元以上三萬元以下罰鍰，並得按次處罰；情節重大者，得處一個月以上一年以下停業處分，停業期滿仍未改善者，得廢止其設置許可。

第 32 條 違反第十六條第一項、第十七條、第十八條第一項、第十八條之一第一項、第二十條第三項、第二十二條或第二十三條規定者，處新臺幣一萬五千元以上十五萬元以下罰鍰，並得限期令其改善；屆期未改善或情節重大者，處一個月以上一年以下之停業處分或廢止其開業執照。

第 33 條 違反第八條第一項、第二項、第十條第一項、第十二條、第十九條之一第一項、第二十三條之一第二項或第二十五條至第二十八條規定者，處新臺幣六千元以上三萬元以下罰鍰，並令其限期改善；屆期未改善者，處一個月以上一年以下之停業處分。

護理人員公會違反第十條第二項規定者，由人民團體主管機關處新臺幣一萬元以上五萬元以下罰鍰。

第 34 條 護理機構受廢止開業執照處分者，其負責護理人員於一年內不得申請設置護理機構。

第 35 條 護理人員於業務上有違法或不正當行為者，處一個月以上一年以下之停業處分；其情節重大者，得廢止其執業執照；其涉及刑事責任者，並應移送該管檢察機關依法辦理。

第 36 條 違反第十八條第二項或第二十一條第二項規定者，處新台幣一萬五千元以上十五萬元以下罰鍰。

違反第二十一條第二項規定者，並應限期退還超額收費。

第 37 條 未取得護理人員資格，執行護理人員業務者，本人及其雇主各處新台幣一萬五千元以上十五萬元以下罰鍰。但在護理人員指導下實習之高級護理職業以上學校之學生或畢業生，不在此限。

第 38 條　違反第七條或第十八條之一第二項規定者，處新臺幣一萬元以上六萬元以下罰鍰，並令限期改善；屆期未改善者，按次連續處罰。

第 39 條　違反第十一條第一項規定者，處新台幣三千元以上三萬元以下罰鍰。

第 40 條　護理人員受廢止執業執照之處分時，應自事實發生之日起三日內將執照繳銷；其受停業之處分者，應將執照送由主管機關將停業理由及期限記載於該執照背面，仍交由本人收執，期滿後方准復業。

第 41 條　本法所定之罰鍰、停業、撤銷或廢止執業執照、開業執照，除本法另有規定外，由直轄市、縣(市)主管機關處罰之；撤銷、廢止或吊扣護理人員證書，由中央主管機關處罰之。

第 42 條　（刪除）

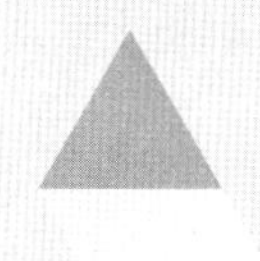

Chapter

6

醫療糾紛的刑事責任與程序

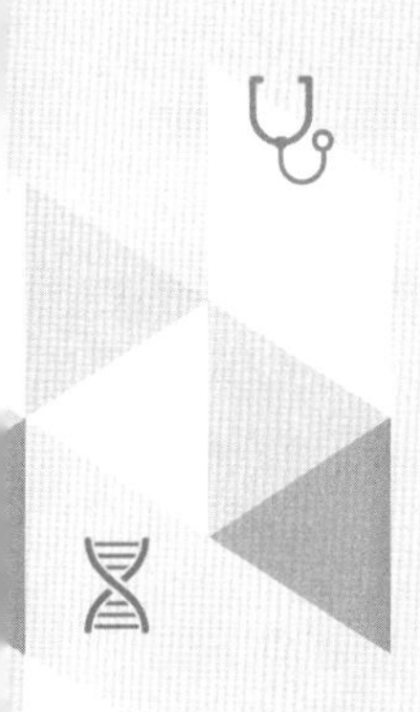

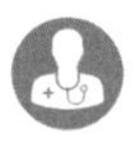

前言

近年來，隨國民權利意識高漲、社會風氣變遷，民眾對於醫療結果不滿意，習於採取法律途徑爭取權益，導致醫療糾紛案件量居高不下，對醫療現場的醫護人員造成很大成本及心理負擔，讓許多人擔心醫師會採取「防衛性醫療」而不利病患，風險較高的「內科、外科、婦產科、小兒科、急診科」這五大科會更缺乏人力，最後形成全民皆輸的局面。

而醫療糾紛案件中，有許多是病方提起刑事告訴，用追究醫護人員刑事責任的方式來處理，那到底醫護人員在醫療糾紛案件中，什麼樣的情況下必須負擔刑事責任？如果被告了，刑事訴訟流程是如何進行？判決結果怎麼樣？本章將以提出案例加以介紹。同時，醫界多年來都有主張醫療過失除罪化的呼聲，但因為遲遲無法形成共識，導致這個修法的目標一直沒有明顯進展，最近是否有新發展？本章最後會簡介關於醫療過失除罪化的最新修法進展。

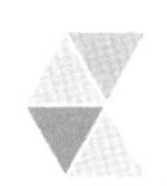

第一節　醫療糾紛的定義

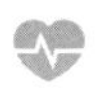

所謂「醫療糾紛」(或稱「醫療爭議」)，可以區分為廣義與狹義的定義：

1. **廣義的醫療糾紛**：如以字面上來說，所有醫病間所產生的爭議，都可以被稱為醫療糾紛，這可能包括病方爭執醫療費用、不滿意醫護態度、對醫療傷害結果的追究責任等。

2. **狹義的醫療糾紛**：指針對醫療傷害的結果，醫病雙方對責任歸屬有爭執，所產生之法律糾紛，英文即 Medical Malpractice。

一般討論醫療糾紛，都是指狹義的醫療糾紛，例如臺北市醫療爭議調處自治條例第 3 條規定：「本自治條例所稱醫療爭議，指在醫療過程中，病人與醫事人員或醫療機構間，因傷病、殘廢或死亡之醫療事故所生之糾紛。」這裡指的就是指狹義的醫療糾紛。

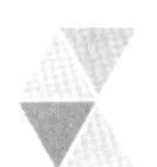

第二節　醫療糾紛可能產生的刑事責任

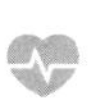

一、案例及思考

救人是醫護人員的天職，相信沒有任何醫護人員會故意要置病患於死地，所以醫療糾紛主要都是爭執醫護人員在醫療過程中是否有疏失，種類可能包括診斷過失(如肺炎診斷為重感冒的診斷錯誤、延誤診斷、診斷不詳盡)、治療過失(如施打錯誤針劑)、手術過失、未盡說明義務等許多種類。在討論法律責任以前，先看看以下案例並思考幾個問題：

案例一

打錯針案

某醫院黃姓護理人員受醫師指示替新生兒注射 B 型肝炎疫苗，卻誤取肌肉鬆弛劑，為七名新生兒注射，造成一名嬰兒死亡，六名嬰兒受傷。經調查，原來是李姓麻醉護士訂了九瓶肌肉鬆弛劑後，因開刀房無冰箱，竟然就放在嬰兒房的冰箱備用，過期了也沒丟棄，雖然已經在肌肉鬆弛劑外觀寫了藥品名稱和「警告」字體警示，提醒其他人拿藥要小心，但沒有想到還是因為黃姓護理人員的不小心，發生令人遺憾的事。

試問：

1. 黃姓護理人員打錯針已經犯罪？
2. 李姓麻醉護士不是打錯針的人，只是把肌肉鬆弛劑放在冰箱，事後又忘記丟棄，而且還在肌肉鬆弛劑外觀寫警語，這樣也有犯罪嗎？

改編自：臺灣高等法院 92 年度矚上訴字第 1 號刑事判決案例事實。

案例二

抽脂被燙傷案

彭姓女子某日到診所抽脂，因手術房處低溫狀態，彭姓女子受深層麻醉時，發生冷顫抖，陳姓主刀醫師便指示呂姓護理師開烘被機替彭姓女子保暖。想不到後來因為醫護的不注意，彭姓女子右大腿竟因烘被機長時間且高溫之加熱，受高熱燒燙傷。

試問：

1. 使用烘被機在手術中保暖是可以的嗎？
2. 下指令的陳醫師犯了罪？還是實際使用烘被機的呂護理師犯了罪？

改編自：臺灣新北地方法院 104 年度醫易字第 2 號刑事判決案例事實。

案例三

抽脂意外死亡案

林姓男子某日找醫美診所的劉姓醫師進行超音波溶脂手術，手術過程順利無異常，手術後，護理人員有問林姓男子有無不舒服，林姓男子沒反應不舒服。劉醫師看林姓男子可以走路、對談，在未詳加確認林姓男子意識清醒，回復至手術前相當程度且穩定後，就讓林姓男子自行搭乘計程車返家，想不到林姓男子返家三小時後出現心跳加速、喘不過氣症狀，經送醫急救仍宣告不治。

試問：

1. 手術後回家才出事，跟劉醫師有關係嗎？
2. 劉醫師從外觀判斷林姓男子應該身體無礙，可以回家，這樣有什麼過失？甚至犯罪了嗎？

改編自：臺灣高雄地方法院 104 年度醫訴字第 1 號刑事判決案例事實。

案例四

心肌梗塞誤診中暑案

蔡姓醫師在急診室值班時，林姓男子前來就診稱「頭暈、胸悶、血壓低」，經蔡姓醫師診斷為熱中暑和暈眩，僅進行點滴注射，沒有查明血壓偏低之原因。想不到，隔日林姓男子又因胸口疼痛送急診，經診斷為心肌梗塞，不久就病情惡化不治身亡。

試問：

1. 急診一定都要做很精密的檢查嗎？不然就是誤診？
2. 林姓男子隔天急診後發現的心肌梗塞跟第一天急診沒發現有關係嗎？

3. 可以怪蔡醫師延誤治療嗎？

4. 蔡醫師犯罪了嗎？

改編自：臺灣臺中地方法院 100 年度醫訴字第 7 號刑事判決案例事實。

二、刑法相關條文

（一）過失責任

依刑法第 12 條第 1 項規定：「行為非出於故意或過失者，不罰。」可知道刑法只處罰因為故意或過失犯罪的人。如同前面所述，相信沒有醫護人員會故意去傷害病患，所以如果醫護人員對於病患的傷害甚至死亡結果，必須負刑事責任，那就必須要醫護人員有過失，且過失行為和病患的傷亡結果間有因果關係。

那什麼是刑法所稱的「過失」呢？依照刑法第 14 條第 1、2 項規定：「行為人雖非故意，但按其情節應注意，並能注意，而不注意者，為過失。」、「行為人對於構成犯罪之事實，雖預見其能發生而確信其不發生者，以過失論。」我們可以將刑法上的過失分成兩種：

1. 無認識過失

依照刑法第 14 條第 1 項規定，所謂「無認識過失」，簡單地說，就是常聽到的「應注意、能注意、而不注意」。「應注意」是指行為人依法令或契約等，被賦予有注意的義務，必須保持專注，避免危險的發生。「能注意」是指行為人在當時的環境下，應該能注意到危險，而去避免危險。「而不注意」則是指行為人明明有注意義務，也應該有能力去注意到危險並避免，最後卻因自己的不小心，而沒能防止結果的發生。

例如護理人員應確實核對醫囑，如果不小心沒看清楚，導致劑量有誤，甚至拿錯藥劑，就是無認識過失。

2. 有認識過失

依照刑法第 14 條第 2 項規定，所謂「有認識過失」，指犯罪行為人依其專業、經驗判斷，事前有預想到犯罪事實發生的可能性，但卻有技術上或機率上的自信，確信這個犯罪事實絕對不會發生，因而疏忽於防止，最後犯罪結果真的發生。

除此之外，相較於一般人會發生的普通過失，醫護人員因為具有專業性，一直反覆從事醫療這個具有危險性的行業，被法院認為是「從事醫療業務之人」，所以如果發生工作上的疏失，例如護理人員疏於確認醫囑、輸血錯誤、注射錯誤、投藥錯誤、對昏迷或無法自理的病人未採取必要的安全措施等，在刑法上會被稱為「業務過失」，而刑法對業務過失的處罰會比較重，用這個方式來督促專業人員更加提高警覺，避免危險（註：法務部 2017 年 3 月 21 日刑法部分條文修正草案則計畫刪除業務過失的類型，同時把原有過失致死罪、過失傷害罪的刑度提高到與目前業務過失致死、業務過失傷害罪相同）。

（二）醫療過失可能涉及的犯罪

1. 刑法第 284 條第 2 項業務過失傷害（重傷）罪

依刑法第 284 條第 1 項規定，因過失傷害人者，處六月以下有期徒刑、拘役或五百元以下罰金，致重傷者，處一年以下有期徒刑、拘役或五百元以下罰金。

如果是醫護人員的醫療過失，依刑法第 284 條第 2 項規定，從事業務之人，因業務上之過失傷害人者，處一年以下有期徒刑、拘役或一千元以下罰金，致重傷者，處三年以下有期徒刑、拘役或二千元以下罰金。

至於什麼是「重傷」？依刑法第 10 條第 4 項規定，包括：「一、毀敗或嚴重減損一目或二目之視能。二、毀敗或嚴重減損一耳或二耳之聽能。三、毀敗或嚴重減損語能、味能或嗅能。四、毀敗或嚴重減損一肢以上之機能。五、毀敗或嚴重減損生殖之機能。六、其他於身體或健康，有重大不治或難治之傷害。」所以如果醫療過失造成病患視覺、聽覺、味覺、嗅覺、語言能力、生殖能力、四肢功能的喪失或嚴重減損，將涉犯業務過失重傷罪。

2. 刑法第 276 條第 2 項業務過失致死罪

依刑法第 276 條第 1 項，因過失致人於死者，處二年以下有期徒刑、拘役或二千元以下罰金。

如果是醫護人員的醫療過失，依刑法第 276 條第 2 項規定，從事業務之人，因業務上之過失犯前項之罪者，處五年以下有期徒刑或拘役，得併科三千元以下罰金。

三、案例解析

▲【案例一】打錯針案

（臺灣高等法院 92 年度矚上訴字第 1 號刑事判決）

1. 黃姓護理人員

打錯針的黃姓護理人員是醫護管理專科學校畢業，受有護理之專業教育，並經專門職業及技術人員高等暨普通考試及格，受僱於醫院後，多次接受新進人員訓練，內容包括要確實熟悉嬰兒房常用之針劑、藥物用途及使用方法、預防注射疫苗種類保存方法、疫苗注射時間、預約時間、注射方式及衛教內容，熟練兒科預防注射護理技術等，則黃姓護理人員對於嬰兒房照護之專業知識、技能及常規，應該相當了解。且為新生兒實施疫苗注射前，必須(1)確認正確的病人；(2)確認正確的藥物，指從藥櫃內取出藥物時、衡量藥量時、把剩餘之藥放回藥櫃時均需確認藥物標籤，至少讀藥瓶標籤三次；(3)正確的劑量；(4)正確的給藥時間以及(5)正確的給藥方法，也就是遵守「三讀五對」原則，這應該是護理人員的標準技術。

而黃姓護理人員在醫院嬰兒房已任職約五個月之久，對於醫院所使用之B型肝炎疫苗商品名稱，應熟記並有辨識能力，竟違反注意義務，未仔細讀取藥瓶標籤，未能發現誤取外觀及標示完全不同的肌肉鬆弛劑，過程中雖曾心生懷疑，但也未請教在場之醫師，顯已違反一般醫護人員所應注意之義務。最後，因為打錯針，導致一名嬰兒死亡、六名嬰兒受傷，黃姓護理人員已經犯了刑法第 276 條第 2 項之業務過失致死罪及刑法第 284 條第 2 項之業務過失傷害罪，受法院依較重的業務過失致死罪判處有期徒刑 2 年。

2. 李姓麻醉護士

李姓麻醉護士對於肌肉鬆弛劑會對嬰兒具有高度危險性，嬰兒房所使用之冰箱不得任意放置危險物品，應該都相當了解，卻便宜行事把肌肉鬆弛劑放到嬰兒房的冰箱，在外觀上寫的警語也不夠明顯，知道過期後也沒有趕緊丟棄，這顯然違反一麻醉護士應有之注意義務，且放置的行為和後來被誤取使用，導致嬰兒傷亡，也有因果關係，同樣犯了刑法第 276 條第 2 項之業務過失致死罪及刑法第 284 條第 2 項之業務過失傷害罪，受法院依較重的業務過失致死罪判處有期徒刑 1 年 6 個月，緩刑 5 年。

▲【案例二】抽脂被燙傷案

（臺灣新北地方法院 104 年度醫易字第 2 號刑事判決）

1. 陳姓醫師

陳姓醫師為執業醫師，於為病人進行手術之過程中，應依專業為正確、迅速之判斷及處理，並對手術過程中之事項負有高度之注意義務。既然陳姓醫師應注意病人之照護及手術房內相關設備儀器之安全性，特別是在彭姓女子受全身麻醉，失去知覺而無法感知傷害及自我保護時，於進行保溫此醫療輔助行為時，保溫過程更應避免病人燙傷，但陳姓醫師卻沒選擇屬衛生福利部審核通過為保暖之醫療器材，例如遠紅外線保溫毯或可加熱之保溫毯，反而指示呂姓護理師使用診所慣用的烘被機（非合法醫療器材），這並不符合醫療常規，應有過失，造成彭姓女子右腿燙傷，犯了刑法第 284 條第 2 項之業務過失傷害罪，受法院判處拘役 50 日，如易科罰金，以 1,000 元折算 1 日，緩刑 2 年，並應向公庫支付 10 萬元。

2. 呂姓護理師

呂姓護理師與陳姓醫師共同進行彭姓女子的手術，也應注意手術房病人之安全照護，及手術房內相關設備儀器之安全性，以免對病人造成危害，且依當時情形，並無不能注意之情事，但呂姓護理師依醫師指示使用非合法醫療器材的烘焙機給彭姓女子長時間加熱保暖，過程中未對於烘被機之設定及功能再為檢查確認，導致彭姓女子右腿受燙傷，所以呂姓護理師也被檢察官以涉犯刑法第 284 條第 2 項之業務過失傷害罪起訴。雖最後呂姓護理師因為程序上告訴不合法，所以沒被判刑，但這個疏失仍應避免。

▲【案例三】抽脂意外死亡案

（臺灣高雄地方法院 104 年度醫訴字第 1 號刑事判決）

劉姓醫師是醫美診所負責醫師，平日以從事整型美容、抽脂等相關醫療手術為業，應清楚抽脂手術除一般手術之風險外，也存在發生肺栓塞或心肌梗塞等併發症之機率，故病患於接受抽脂手術後，應就病患之意識狀態及生命徵象進行觀察，等病患之意識清醒及生命徵象穩定後，才可以可讓病患離院，這是醫師應盡的「術後觀察義務」。但當日林姓男子手術後，經護理人員喚醒、詢問是否頭暈，並稍作休息後，就離開手術室至樓下診間由劉姓醫師看診，劉姓醫師只詢問身體有無不適，受林姓男子告知並無不適後，手術後不到半小時，就讓其返家，法院認為劉姓醫師只採取「目視」之觀察方式，沒有按時用儀器檢測，判斷病患是否回復到相當於手術前的穩定狀態，違反「術後觀察義務」，導致林姓男子離開診所後三個多小時後就心因性休克死亡，劉姓醫師犯了刑法第 276 條第 2 項之業務過失致死罪，判處有期徒刑 2 年。

▲【案例四】心肌梗塞誤診中暑案

（臺灣臺中地方法院 100 年度醫訴字第 7 號刑事判決）

檢察官起訴認為，對於林姓男子 7 月 6 日急診時主訴「覺昨天中暑全身不適、血壓低、頭暈」等症狀，蔡姓醫師檢查後發現血壓有偏低情形，卻沒積極進一步安排 X 光、超音波及心電圖等檢查，以尋找血壓偏低原因，反診斷為熱中暑及眩暈，僅進行點滴注射治療後，就同意林姓男子當日出院，未能及時發現林姓男子已有心肌梗塞情形，致急救時機遭延誤，等隔日 7 月 7 日林姓男子不舒服再次就醫，才確診為心肌梗塞，最後林姓男子於 7 月 8 日因病情惡化急救無效，蔡醫師應涉犯有刑法第 276 條第 2 項的業務過失致死罪。

但法院判決認為，所謂醫療過失，係指醫療人員違反客觀上必要之注意義務而言，考量蔡姓醫師係急診醫學專科醫師，並非心臟專科醫師，在林姓男子急診當下並無主訴有胸悶、胸痛之情形下，應難以從外觀及其他檢查數據察覺林姓男子有胸悶、胸痛的病情，而聯想到係急性心肌梗塞，故蔡姓醫師應無違反客觀上必要之注意義務；且林姓男子隔日即 7 月 7 日還能自行到醫院求診，依事後治療過程，就算認為蔡姓醫師未安排心電圖檢查，有未盡周詳之處，但也跟林姓男子隔日治療無效的死亡原因間，沒有相當之因果關係。所以，法院最後判決蔡姓醫師無罪。

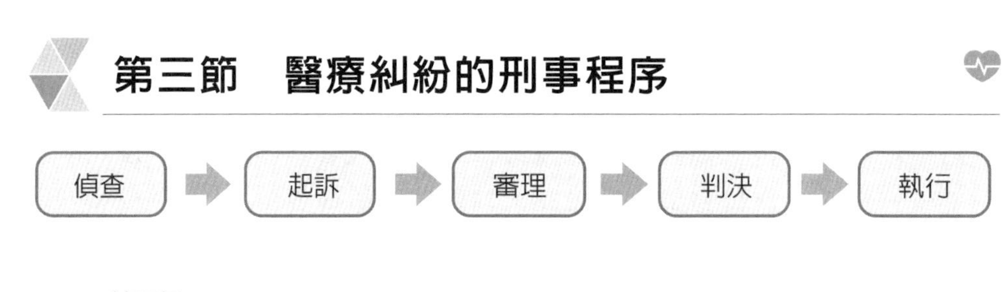

一、偵查

依刑事訴訟法第 228 條：「檢察官因告訴、告發、自首或其他情事知有犯罪嫌疑者，應即開始偵查。」以醫療糾紛而言，通常是病患本人或家屬，對醫護人員提起刑事告訴後，由檢察官開始偵查。

偵查過程中，檢察官可能會採取傳訊相關醫護人員、調取病歷、搜索醫療院所、送請鑑定等方式，來查明是否有醫療過失。

二、起訴

案件經調查後，如果檢察官認為犯罪嫌疑不足者，例如認為醫護人員在個案中查無醫療過失，應作成不起訴處分（刑事訴訟法第 252 條第 10 款）。

另外，要注意的觀念是，依照刑法第 287 條規定，刑法第 284 條第 2 項的業務過失傷害罪是屬於「告訴乃論」之罪，告訴人必須在六個月內提起告訴（刑事訴訟法第 237 條第 1 項），如果告訴人撤回告訴（刑事訴訟法第 238 條），例如醫病雙方在偵查中達成和解，病方撤回對醫護人員的業務過失傷害告訴，則檢察官也應作成不起訴處分（刑事訴訟法第 252 條第 5 款）。但刑法第 276 條第 2 項之業務過失致死罪，就不是「告訴乃論」之罪了，檢察官不會因為雙方和解撤告就一定不起訴。

最後，如果檢察官依偵查所得之證據，足認被告有犯罪嫌疑者，例如認為醫護人員在個案中有醫療過失，就會提起公訴（刑事訴訟法第 251 條第 1 項）。

三、審理

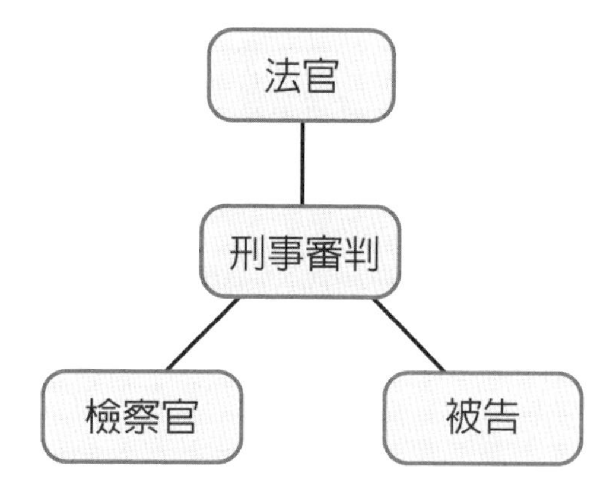

案件經檢察官起訴後，接下來就會由法院擔任公正方，去聽取檢察官認為被告有罪的理由，以及被告主張無罪的理由，並依雙方的主張去調查證據，來審理案件到底有沒有成立犯罪。

而刑事訴訟採三級三審，有三次機會讓法官判斷有無犯罪，但刑法第 284 條第 2 項的業務過失傷害罪屬於較輕的犯罪，所以原則上只有二級二審，例外才能上訴到第三審法院（刑事訴訟法第 376 條）。如果被告不服第一、二審判決結果，必須在收到判決書隔日起 10 日內提起上訴（刑事訴訟法第 349 條），否則判決會確定。

在醫療糾紛的案件中，因為法官、檢察官大多不是醫療專業，所以到底有無醫療過失，相當仰賴醫療鑑定結果。

四、判決

案件經法官審理後，如果認為不能證明被告犯罪，例如查無醫療過失，則應為無罪判決（刑事訴訟法第 301 條第 1 項）。

如果告訴人在第一審辯論終結以前撤回告訴（刑事訴訟法第 238 條第 1 項），例如醫療糾紛案件在起訴後，醫病雙方在第一審過程中和解，由病方撤告，法院會作成不受理判決（刑事訴訟法第 303 條第 3 款）。

但如果最後法官認為被告的確有犯罪，例如認為醫護人員的確有醫療過失，會判決有罪並判刑（刑事訴訟法第 299 條第 1 項）。

五、執行

刑事訴訟案件經判決確定有罪後，事後會由檢察官來指揮執行（刑事訴訟法第 457 條第 1 項）。

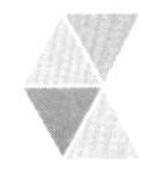

第四節　醫療糾紛刑事判決結果的實證研究

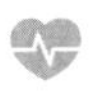

對於醫療糾紛所產生的刑事訴訟，研究者劉邦揚針對「醫師」被起訴案件，蒐集 2000 年至 2010 年間各地方法院作成的判決，統計有 380 位醫師身分的被告，經後續追蹤，有 365 位醫師的案件判決確定，由這份研究的統計結果，可以發現（劉邦揚，2016）：

一、多數被告屬於五大科

判決確定的 365 名被告當中，有 326 名屬於「內科、外科、婦產科、小兒科、急診科」這五大科的醫師。

二、低定罪率

365 名被告當中，最後有 298 人判決無罪確定，無罪比例為 81.6%；判決有罪確定的則有 67 人，有罪比例為 18.4%。

此外，判決有罪確定的 67 人，有 58 人被判處有期徒刑，占 86.6%，剩餘 9 人被判處拘役，占 13.4%。但有罪被告全數都被法院宣判緩刑或可以易科罰金。其中，有 57 人即 85.1%被法院宣告得以易科罰金，有 40 人即 59.7%被宣告緩刑。基本上，本統計裡的有罪醫師，全數都暫時沒有牢獄之災。

三、一審判決維持率高

一審判決無罪的被告，有 98.2%會獲得無罪判決確定；一審判決有罪的被告，也有 71.3%最後判決有罪確定。

四、訴訟時間長

每個被告從醫療傷害發生時起，到最後判決確定為止，平均需耗時 1739.29 日，約 4.77 年；中位數為 1612 日，約 4.42 年。可以發現，涉及醫療糾紛的刑事訴訟案件，審理時間可說相當冗長，對病患、醫師而言，都可能帶來長期沉重的心理負擔。

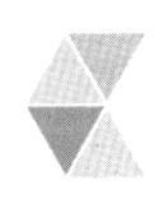

第五節　醫療過失除罪化的發展

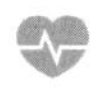

近年來醫療糾紛案件數量居高不下，許多來自於病方提起刑事告訴，嘗試利用檢察官偵查程序蒐集醫療過失的證據，並以刑事程序促使醫療機構或醫護人員願意接受民事和解，俗稱「以刑逼民」。刑事程序因最後可能判決有罪，被安上前科，往往又需耗時多年才能判決確定，讓醫護人員不但必須付出許多時間、金錢成本去處理，在過程中也承受巨大心理壓力。

因為懼於產生醫療糾紛，有的醫師可能在治療病人時，會選擇採取「防衛性醫療」，不敢採取較有效，但風險也較高的治療方式，這樣對病患不見得是好事。此外，風險較高的「內科、外科、婦產科、小兒科、急診科」這五大科，更因常發生醫療糾紛，導致醫學系畢業生不願擔任五大科醫師，形成我國醫療「五大皆空」的窘境，令人擔心未來事關人命的五大科醫師將嚴重缺乏，影響我國整體醫療能量、不利國民健康權益。

對此，醫界多年來都有醫療過失除罪化的呼聲，希望將醫療過失的刑事責任明確化、合理化，減少醫療糾紛對醫療現場帶來的負面影響，近年提出的具體法條，則是希望在修改醫療法相關規定，明定只有醫事人員因「故意」或「重大過失」導致病患死傷時，才必須負擔刑事責任（張孟源、盧言珮，2011）。但將醫療過失除罪化的修法方向，也遭受到法界和部分民眾的反對，認為如此修法衝擊刑法過失責任的概念、讓醫病關係更不對等、應透過補償或調解等機制確保病患權益等。

最新發展為，立法院社會福利與衛生環境委員會在 2017 年 11 月 6 日審查醫療法修正草案，決議將各版本都出委員會送黨團協商，這是醫療過失除罪化的一大進展。經 2017 年 11 月 28 日、12 月 12 日黨團協商，通過增訂醫療法第 82 條第 3 項：「醫事人員執行醫療業務，致病人死傷者，以故意或違反醫療上必要之注意義務且顯然逾越合理臨床專業裁量所致醫療事故者為限，負刑事責任」，至於如何判斷違反注意義務及臨床專業裁量，另增訂醫療法第 82 條第 4 項：「前二項注意義務之違反及臨床專業裁量之範圍，應以該醫療領域當時當地之醫療常規、醫療水準、醫療設施、勞動條件及緊急迫切客觀情況為斷。」

依現行醫療法第 10 條第 1 項，上面條文所稱的「醫事人員」，包括領有中央主管機關核發之醫師、藥師、護理師、物理治療師、職能治療師、醫事檢驗師、醫事放射師、營養師、藥劑生、護士、助產士、物理治療生、職能治療生、醫事檢驗生、醫事放射士及其他醫事專門職業證書之人員。所以，如果關於醫療過失除罪化的修正草案確定三讀通過，將是對所有醫護人員都非常重要的一個修法。

最後，立法院真的於 2017 年 12 月 29 日，在 2018 年即將到來前，給了醫界睽違已久的進展，正式三讀通過醫療法第 82 條修正案，新醫療法第 82 條第 3 項文字為：「醫事人員執行醫療業務因過失致病人死傷，以違反醫療上必要之注意義務且逾越合理臨床專業裁量所致者為限，負刑事責任」，雖條文上仍保留「過失」二字，但透過「違反醫療上必要之注意義務且逾越合理臨床專業裁量」來將醫療刑責合理化。至於如何判斷違反注意義務及臨床專業裁量，新醫療法第 82 條第 4 項文字大致上與黨團協商文字相同，正式通過文字為：「前二項注意義務之違反及臨床專業裁量之範圍，應以該醫療領域當時當地之醫療常規、醫療水準、醫療設施、工作條件及緊急迫切等客觀情況為斷。」

修法正式生效後，未來在醫療糾紛案件中，法院如何適用新修正醫療法第 82 條第 3、4 項規定，來判定醫護人員的刑事責任？這次修法真的可以減少濫訴、以刑逼民的現象？都值得後續關注。

參考文獻

張孟源、盧言珮（2011）．醫療刑責明確化－從醫療法第八十二條第三項修法芻議談起．*臺灣醫界*，*54*(7)，394~400 頁。

劉邦揚（2016，3 月）．刑事醫療糾紛判決於上訴審的實證考察．*中研院法學期刊*，*18*，267~313 頁。

Chapter

7

醫療糾紛的民事責任與程序

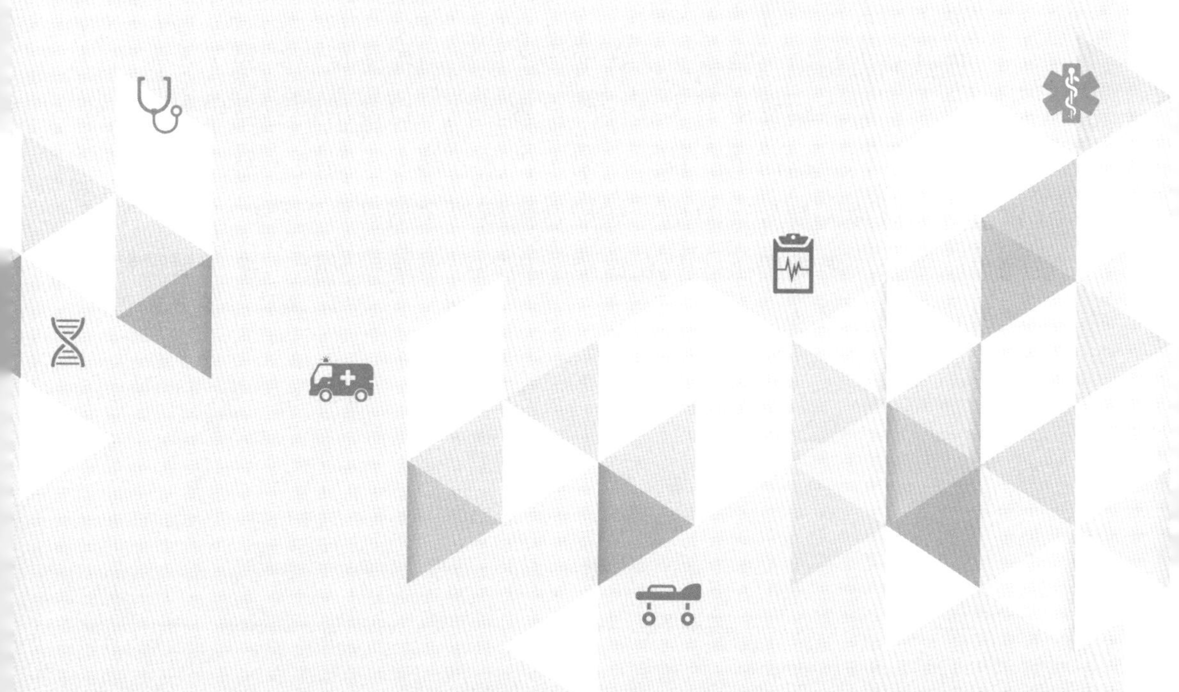

前言

第六章已經介紹醫療糾紛刑事案件的責任和程序，但其實就算病方對醫護人員提起刑事告訴，最後法院也判決醫護人員有罪確定，並不代表病方就能獲得賠償。因為我國的法律制度，是將刑事有罪無罪的判斷，交給審理刑事的法官，但是當醫療過失導致病患受傷或死亡，到底誰要負起責任？病患和家屬有什麼損失？損失多少錢？賠償金額多少才公平合理？這需要看許多證據、經過繁複的計算，才能判斷出來，這依照目前法院的作法，主要是由民事庭的法官來審理及判決。

所以，並不是醫護人員有罪被判刑了，病患就可以自己去找醫護人員要求多少錢的賠償。畢竟依照我國現行法律制度，如果人民間發生民事糾紛，私人是不可以透過自己的力量去實現權利的（否則社會將變成比誰拳頭大的世界），且通常私人也無強制力可以去實現權利，必須由法院擔任最終定紛止爭的腳色，作成民事判決來決定是否應賠償、賠償金額多寡，待取得民事確定判決後，如仍無法實現權利，再由法院以國家強制力替人民實現。

既然病方想獲得賠償，最終解決途徑仍須提起民事訴訟。本章將以幾個案例，來介紹醫療過失案件的民事責任，以及法院處理民事訴訟的主要程序，另介紹簡單的統計結果，供讀者參考。最後，為免天價民事求償打擊醫護人員救人熱情，並配合醫療過失刑責合理化的修法，立法院也試著修法限縮醫護人員在醫療糾紛的民事賠償責任，本章最後將介紹最新修法動態。

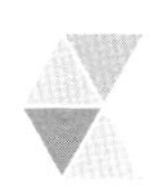

第一節 醫療糾紛可能產生的民事責任

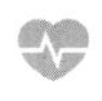

一、案例

到底社會上發生哪些醫療糾紛是被告上法院的呢？在討論法律責任以前，我們先看看以下案例：

案例一

洗腎導管脫落案

83 歲的房姓失智老婦於 2013 年 8 月 19 日中午 12 時 20 分許，經家人陪同至某醫院洗腎，同日下午 13 時 15 分由該醫院黃姓護理師為房姓老婦進行頸靜脈導管置入血液透析治療，想不到治療過程中房姓老婦頸靜脈處的藍色導管接頭脫落，導致房姓老婦持續引血而未回血，血液流失臉色蒼白，同日下午 14 時 10 分才被其家人發現呼救，但房姓老婦經急救後仍因低血容性休克、透析管線出血，於當日死亡，黃姓護理師因疑似導管沒鎖緊、於血液透析過程中沒確實監控病患生命跡象，被起訴業務過失致死罪，房姓老婦家屬也對黃姓護理師及醫院提起刑事附帶民事求償。

試問：

1. 什麼是刑事附帶民事求償？
2. 黃護理師刑事有罪的話，民事要賠償？
3. 醫院也要跟著被告並賠償？
4. 家屬可以求償什麼呢？

改編自：臺灣高雄地方法院 104 年度醫字第 24 號民事判決案例事實。

案例二

誤判長腫瘤，開刀前猝死案

傅姓男子於 2006 年 1 月 16 日因下腹部疼痛等症狀，到某醫院進行門診治療，經主治的黃姓醫師安排 X 光攝影及電腦斷層掃瞄，並由楊姓醫師判讀，認為電腦斷層攝影結果顯示有腫瘤，黃醫師也認同楊醫師的判讀結果，於是建議傅姓男子開刀切除，並安排 1 月 18 日開刀。想不到傅男當日開刀前的麻醉過程中，就發生心室顫動現象，經急救並轉診後，仍不治身亡。事後解剖發現，傅姓男子並無腫瘤，且當日開刀前，金姓麻醉醫師沒到場親自施行麻醉，而是由協助麻醉之護士執行注射麻醉藥劑。傅姓男子家屬於是對醫院、黃醫師、楊醫師、金麻醉醫師提告求償。

試問：

1. 楊醫師、黃醫師二人的判讀，最後跟實際結果不同，這樣有過失？醫療要百分百正確才行嗎？
2. 金麻醉醫師讓協助麻醉的護士執行注射麻醉藥劑不行嗎？
3. 醫院、黃醫師、楊醫師、金麻醉醫師誰要負責賠償？
4. 如果必須賠償，家屬可以求償什麼呢？

改編自：臺灣高等法院高雄分院 100 年度醫上字第 4 號民事判決案例事實。

案例三

看護餵食過快導致失智老翁昏迷案

鐘姓失智老翁因有腦中風、四肢無力等，無力自主生活，入住於某醫院附設養護之家接受照顧，不料 2005 年 1 月間，醫院僱用來照顧老翁的外籍看護，雖曾受護士告知要餵食老翁「流質」食物，卻餵食老翁乾燥固體之土司，且注意到老翁吃太快仍沒停止，導致老翁噎住缺氧昏迷，造成缺氧性腦病變等，病方事後主張看護餵食有過失、護士在場未監督制止也有過失，所以提告該外籍看護、護理師、醫院要賠償。

試問：

1. 外籍看護有過失？
2. 護士有過失？
3. 外籍看護、護士、醫院都要負責賠償？
4. 如果必須賠償，老翁可以求償什麼呢？

改編自：臺灣高等法院高雄分院 98 年度醫上字第 2 號民事判決案例事實。

案例四

看護擅自通腸導致受傷案

某老人養護中心聘僱李姓看護，負責照顧某行為不便的老翁，李姓看護明知不能擅自使用浣腸劑，卻為了便利老翁於洗澡時可同時便溺，以利清洗，於 2013 年 10 月某日擅自使用浣腸劑為老翁通腸，結果導致老翁肛門處皮膚潰爛出血不止。老翁事後求償，看護中心為求止訟息爭，與老翁在新北市新莊區調解委員會達成調解成立，由看護中心賠償老翁醫藥費、精神慰撫金合計 65 萬元。看護中心賠償老翁後，轉向李姓看護起訴求償那 65 萬元。

試問：

1. 李姓看護有過失？
2. 看護中心須賠償？
3. 調解是什麼？（請詳見第八章）
4. 看護中心賠償完以後可以要李姓看護吸收？

改編自：臺灣高等法院 105 年度上易字第 52 號民事判決案例事實。

二、民事責任

(一)請求損害賠償之法律依據

醫療糾紛的案件當中，如果病方要求償，必須有民事上的法律依據（法律上稱為請求權基礎），這個法律依據一般是基於侵權行為或醫療契約上的債務不履行，且訴訟上不妨可以同時主張二者：

1. 債務不履行

法院認為，醫療契約是受有報酬之勞務契約，性質類似有償之委任關係，依民法第 529 條：「關於勞務給付之契約，不屬於法律所定其他契約之種類者，適用關於委任之規定。」、第 535 條後段：「受任人處理委任事務，應依委任人之指示，……其受有報酬者，應以善良管理人之注意為之。」，醫院應負善良管理人之注意義務，依當時醫療水準，對病患履行診斷或治療之義務。

如果擔任醫院履行輔助人的醫護人員在從事診療時，未具當時醫療水準，或已具當時醫療水準但欠缺善良管理人之注意，因而誤診或未能為適當之治療，最後導致病患受有傷害時，依民法第 224 條規定：「債務人之代理人或使用人，關於債之履行有故意或過失時，債務人應與自己之故意或過失，負同一責任。但當事人另有訂定者，不在此限。」，醫院就應負民法第 227 條等債務不履行的損害賠償責任。

實際案例如某醫院指派剛取得醫師證書三個月餘的醫師在急診室提供醫療服務，而未指定資深醫師支援急診，導致經驗不足的醫師當下未能發現因車禍來急診的病患有舟狀骨骨折，延誤病患治療時機，讓病患傷勢加重，這與當時之醫療水準及民眾期待之醫療品質有相當之差距，法院認為該醫院就醫療契約之履行，其給付之方法應有瑕疵，該醫院應負債務不履行損害賠償責任（臺灣高等法院臺中分院 98 年度醫上字第 3 號民事判決參照）。

2. 侵權行為

民事責任的請求權基礎，除了基於契約（債務不履行）來請求以外，最常見的就是基於侵權行為來請求。

侵權行為規定在民法第 184 條第 1、2 項：「因故意或過失，不法侵害他人之權利者，負損害賠償責任。故意以背於善良風俗之方法，加損害於他人者亦同。」、「違反保護他人之法律，致生損害於他人者，負賠償責任。但能證明其行為無過失者，不在此限。」所以如果醫護人員執行業務時發生醫療過失，導致到病人的身體、健康或生命等人格權益受到損害，就要負損害賠償責任。

雖然民法上是以過失作為賠償的前提，但 1994 年施行的消費者保護法，在第 7 條規定了企業經營者對消費者的無過失賠償責任，產生了醫療糾紛是否也適用無過失賠償責任的爭議。為了解決這個爭議，並避免醫界因懼怕無過失賠償責任，導致「防禦性醫療」成為主流，後來立法院選擇修法，於 2004 年將醫療法第 82 條第 2 項修訂為：「醫療機構及其醫事人員因執行業務致生損害於病人，以故意或過失為限，負損害賠償責任。」明文醫院及醫護人員至少要有醫療過失才必須負民事賠償責任。

（二）請求損害賠償的對象

求償的一方通常是可以向越多人求償，越感到受保障，以侵權行為來說，發生醫療過失的醫護人員本必須依民法第 184 條第 1 項負責，且因為醫護人員本身是醫療機構的受僱人，依民法第 188 條第 1 項前段規定：「受僱人因執行職務，不法侵害他人之權利者，由僱用人與行為人連帶負損害賠償責任。」醫療機構必須與醫護人員負擔連帶賠償責任。

所以實際發生的醫療糾紛訴訟案件，都是病患一併起訴請求醫護人員及醫療機構連帶賠償，例如案例一、二、三都是如此。

另須注意的是，民法第 188 條第 3 項規定：「僱用人賠償損害時，對於為侵權行為之受僱人，有求償權。」所以如果醫療糾紛最後醫院方面先賠償給病方了，是有可能再轉向當初發生醫療過失的醫護人員個人求償的，例如案例四的案例，就是僱用人賠償後向有過失的受僱人求償。

（三）請求損害賠償的範圍

1. 醫療過失發生死亡結果

一旦醫療過失發生病患死亡的結果，依民法第 192 條第 1、2 項規定：「不法侵害他人致死者，對於支出醫療及增加生活上需要之費用或殯葬費之人，亦應負損害賠償責任。」、「被害人對於第三人負有法定扶養義務者，加害人對於該第三人亦應負損害賠償責任。」就病患家屬所支出的醫藥費、看護費、殯葬費，以及病患如果對高齡父母或年幼子女具有民法上的扶養義務，卻因死亡導致家屬無法受扶養的損失，都可以請求賠償。

另依民法第 194 條規定：「不法侵害他人致死者，被害人之父、母、子、女及配偶，雖非財產上之損害，亦得請求賠償相當之金額。」病患的遺屬，包括父母子女及配偶，可以請求法院酌定精神慰撫金，俗稱精神賠償。

2. 醫療過失發生傷病結果

如果醫療過失並沒導致病患死亡，而是導致傷病結果，依民法第 193 條第 1 項規定：「不法侵害他人之身體或健康者，對於被害人因此喪失或減少勞動能力或增加生活上之需要時，應負損害賠償責任。」所以如果病患因此支出醫藥費、看護費、就診交通費等，或者因此喪失或減少勞動能力（例如原本每月可賺 5 萬，受傷後行動不便，減少 2 成的勞動能力，每月少賺 1 萬），這些損失都可以請求賠償。

另依民法第 195 條第 1 項規定：「不法侵害他人之身體、健康、名譽、自由、信用、隱私、貞操，或不法侵害其他人格法益而情節重大者，被害人雖非財產上之損害，亦得請求賠償相當之金額。其名譽被侵害者，並得請求回復名譽之適當處分。」病患本人可以因為身體、健康受侵害，請求法院酌定精神慰撫金。

如果傷病的情節重大，依民法 195 條第 3 項規定：「前二項規定，於不法侵害他人基於父、母、子、女或配偶關係之身分法益而情節重大者，準用之。」病患的父母子女及配偶，也可以請求法院酌定精神慰撫金。

三、案例解析

▲【案例一】洗腎導管脫落案

（臺灣高雄地方法院 104 年度醫字第 24 號民事判決）

1. 黃姓護理師及醫院應負連帶賠償責任

法院認為，依該醫院的臨床護理技術規範，黃姓護理師為房婦進行血液透析治療時，應有將導管出口與血液迴路管銜後並旋緊接頭固定之注意義務。且管接頭如卡榫旋緊固定後，即應不會脫落或鬆脫，而本案導管發生脫落或鬆脫之情形，可推知是黃姓護理師在血液迴路管回血端之藍色導管接頭未完全旋緊之情況下，就對房婦進行血液透析，則黃姓護理師應有過失（註：刑事部分，法院則認為黃姓護理師於該導管鬆脫時，疏忽未注意，讓房婦持續進行血液透析，進而導致其因失血過多死亡，犯刑法第 276 條第 2 項業務過失致死罪，判決有期徒刑 6 月，得易科罰金確定，可另參臺灣高等法院高雄分院 104 年度醫上訴字第 3 號刑事判決）。

黃姓護理師既然是醫院的受僱人，於執行職務中發生上述過失，依民法第 188 條第 1 項，醫院應與黃姓護理師負連帶賠償責任。

2. 賠償金額共 374 萬 6,800 元

本案房婦的四個子女分別請求黃姓護理師及醫院連帶賠償 4,980 萬元、1,280 萬元、780 萬元、780 萬元，最後法院判決應賠償的金額包括：

(1) 殯葬費：共 24 萬 6,800 元。

(2) 精神慰撫金：考量雙方及房婦的四名子女的不同情況，法院對四名子女分別判准 95 萬元、95 萬元、80 萬元、80 萬元的精神慰撫金。

▲【案例二】誤判長腫瘤，開刀前猝死案

（臺灣高等法院高雄分院 100 年度醫上字第 4 號民事判決）

1. 楊姓醫師無醫療過失

楊姓醫師是負責電腦斷層攝影之判讀醫師，於判讀時認定病患傅姓男子的腹部有腫瘤存在，這讓黃姓醫師也認定有腫瘤存在，並建議開刀處置。雖最後解剖後發現其實並沒有腫瘤存在，但依電腦斷層攝影結果顯示，病患左下腹部確實可見到相當面積（7×8×9 公分）之陰影，此經多個機構鑑定，認為本案醫師判讀有腫瘤存在是合理的。所以，法院判定楊醫師的判讀並不違背醫療常規，無醫療過失。

2. 黃姓醫師無醫療過失

楊醫師就電腦斷層攝影之判讀並無錯誤，已如前述，而若經判讀為有腫瘤存在，以手術方式進行切除或探查腫瘤之詳細狀況，係屬符合醫療專業處置之方式，所以黃醫師安排開刀並無違反醫療常規，應無醫療過失。

3. 金姓麻醉醫師有醫療過失，應與醫院負連帶損害賠償責任

法院認為，依醫師法第 11 條前段規定，醫師非親自診察，不得施行治療；另醫療法第 82 條第 1 項也規定，醫療業務之施行，應善盡醫療上必要之注意。可見醫師為病患施行各項治療行為時，應親自在場診察，以確認病人之當時狀況，而採行符合醫療常規之處置。這些規定是為了保障病患，應具保護他人法律之性質，所以如果醫師沒親自在場診察，就授意護士等人員執行治療行為，顯然無從確保病人在診療當時得以接受適當之醫療處置，病人若因而受有損害，醫師應依民法第 184 條第 2 項前段「違反保護他人之法律，致生損害於他人者」之規定負賠償責任。

金醫師是本件手術之麻醉醫師，但法院調查後發現金醫師在麻醉時並未在場，而是由協助麻醉之護士執行注射麻醉藥劑，金醫師既然不在麻醉現場，不僅無法判斷病人之當時情狀，更無從確認實際使用之劑量是否與術前評估相符及適當，這與病人後來在麻醉過程中死亡應有相當因果關係，所以金醫師應該有醫療過失，應該負損害賠償責任。

金醫師是醫院的受僱人，於執行職務中發生上述過失，依民法第 188 條第 1 項，醫院應與金醫師負連帶賠償責任。

4. 賠償金額共 371 萬 2,710 元

(1) 醫療費用：共 2,010 元。

(2) 殯葬費：共 41 萬 700 元。

(3) 精神慰撫金：考量病患配偶及兩名子女分別因本醫療事故痛失至親，精神苦痛程度非屬輕微，法院判准病患配偶 150 萬元，兩名子女各 100 萬元的精神慰撫金。

▲【案例三】看護餵食過快導致失智老翁昏迷案

（臺灣高等法院高雄分院 98 年度醫上字第 2 號民事判決）

1. 外籍看護有照護上的過失

經法院調查，失智老翁係屬吞嚥困難、易發生食物梗塞之高危險群，醫院護士已經有交代外籍看護要餵食老翁「流質」食物、伙食單上也都會註明「剁食」、護理計畫表也載明老翁飲食方式為「攪碎」，該外籍看護應清楚，卻餵食老翁土司，老翁進食過快也沒停止，導致老翁因噎到而腦病變，外籍看護有照護上的過失，應負賠償責任。

2. 值班護士也有照護上過失

法院認為該醫院值班護士，對於外籍看護工照護及餵食老翁之食物負有指示及監督責任，此屬護理人員法第 24 條所稱護理業務範圍。但當日值班護士發現外籍看護自行餵鐘姓老翁食用土司時，沒加以制止，也沒在旁監督餵食速度，導致老翁噎到而腦病變，值班護士有怠於履行其防止危險發生之義務，而有照護上之過失，應負賠償責任。

3. 外籍看護、值班護士都是醫院的受僱人，所以依民法第 188 條第 1 項，醫院必須負僱用人的連帶賠償責任。

4. 賠償老翁金額共 142 萬 8,645 元，子女各 40 萬

(1) 醫療費用、施打白蛋白費用、醫療證書費、材料費及氣墊床租等費用、營養費用，合計 82 萬 8,645 元。

(2) 看護費因老翁事發前本來就須看護照顧，所以不准請求。

(3) 老翁精神慰撫金：老翁因本件事故，造成缺氧性腦病變，終日臥病在床，精神上當受有極大之痛苦，判准 60 萬元。

(4) 子女精神慰撫金：本件過失侵害老翁身體權及健康權情節重大，法院判准子女各可請求精神慰撫金 40 萬元。

▲【案例四】看護擅自通腸導致受傷案

（臺灣高等法院 105 年度醫上易字第 52 號民事判決）

1. 李姓看護對老翁使用浣腸劑致老翁受傷，應有過失。

2. 看護中心在管理及灌藥之執行上也有疏失

依 2013 年 7 月 17 日公告修正之「醫院照顧服務員管理要點」附表一〈醫院照顧服務員業務範圍及工作內容〉所示，照顧服務員在「膳食與給藥」項目中，若要維持個案生理機能之管灌食；或「其他」項目中，協助餵藥或灌藥時，均須在護理人員之指導下，始能為之。醫院照顧服務員管理要點，是保護受照顧者為目的之法令，照顧服務員若違反該法令致生損害於受照顧者，依民法第 184 條第 2 項，應負賠償責任。

本案看護中心並沒有依「醫院照顧服務員管理要點」之規定，由護理人員指導李姓看護為老翁施以浣腸劑，而是任由看護輕易領取使用浣腸劑，看護中心在管理及灌藥的執行上有疏失。

3. 因為李姓看護與看護中心各自有過失，應分攤 65 萬賠償金

法院認為李姓看護出錯，看護中心雖然可以依民法第 188 條第 3 項規定，在賠償老翁後轉向李姓看護求償，但因為本案是看護中心自己也有疏失，所以法院認為應由雙方各自承擔一半責任，所以判決李姓看護只要賠給看護中心一半的 32 萬 5,000 元，剩下的另一半，則由看護中心自行吸收。

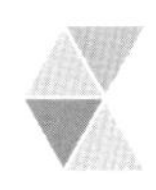

第二節　醫療糾紛的民事程序

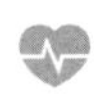

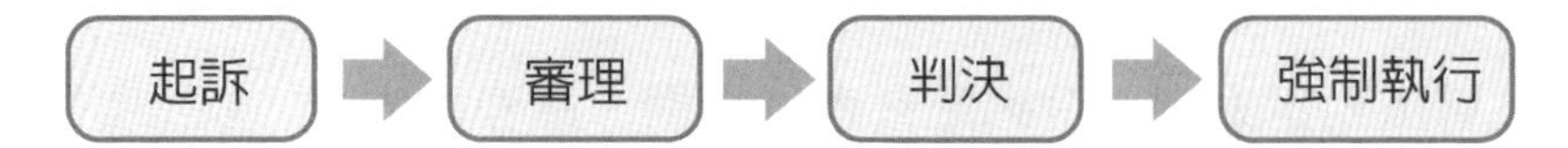

一、起訴

（一）刑事附帶民事訴訟

所謂「刑事附帶民事訴訟」，是指因犯罪而受損害之人，可以在刑事訴訟程序中附帶提起民事訴訟，對於被告及其他依民事法規應負賠償責任之人，依民法請求損害賠償的規定，請求回復損害（刑事訴訟法第487 條）。以醫療糾紛而言，就是由病患方對有醫療過失的醫護人員或醫院在刑事程序中提告民事訴訟。

應注意的是，依刑事訴訟法第 488 條規定，提起附帶民事訴訟，應於檢察官起訴後、刑事訴訟第二審辯論終結前為之。

而利用「刑事附帶民事訴訟」的好處，在於免繳裁判費，所以相較於直接提起民事訴訟要繳高額裁判費，許多民眾都會選擇先提刑事告訴，等起訴後就提高額求償的附帶民事訴訟。

目前法院運作上，附帶民事訴訟都會從刑事庭被裁定移送到民事庭作後續審理，審理程序便與一般民事訴訟相同。

（二）民事起訴

民事起訴是由原告直接向法院對被告提起民事訴訟，原告必須先預納裁判費（約為求償金額的 1.1%），並提出起訴狀說明聲明的事項、法律依據、原因事實（民事訴訟法第 244 條）。

二、審理

（一）程序審查

法院受理起訴案件後，會先分案為程序審查，確認管轄、裁判費、當事人資格等，如有缺漏會通知原告補正，例如以裁定通知原告補繳裁判費。

（二）實體審理

經程序審查合法後，法院會開始實體審理，包括被告收到起訴狀送達後提出答辯狀答辯，後續再為書狀交換、爭點整理、調查證據、言詞辯論等，最後法院審理成熟後就定期宣判。

在醫療糾紛的案件中，對醫護人員到底有無醫療過失，法官也會送請醫療鑑定來協助判斷。

三、判決

法院宣判後，會作成判決書，判決書的內容主要是由「主文」和「理由」兩部分所構成。判決主文是法院就兩造當事人訴之聲明的回應，宣示了判決的結果，而理由則是法院說明如何決定判決主文的依據。判決結果有三種可能：

1. 原告全部勝訴（被告全部敗訴）。
2. 原告全部敗訴（被告全部勝訴）。
3. 原告一部勝訴、一部敗訴（被告一部勝訴、一部敗訴），例如案例一、二、三的案例都是法院只判准原告一部分的求償金額。

以通常訴訟程序而言，民事訴訟最多是三級三審，如果任一方不服第一、二審判決，必須在收到判決書隔日起 20 日內提起上訴（民事訴訟法第 440 條），否則判決就會確定。

四、強制執行

就算最後法院判決賠償金額確定，對原告而言，除非被告願意自行履行並支付賠償金，否則只是拿到判決書而已。所以如果原告無法期待被告會自行履行，最後還要依據強制執行法之規定，向法院聲請強制執行，由法院以強制力去實現原告的權益。

常見的強制執行手段，包括查封拍賣債務人不動產、查封債務人每月薪資三分之一給債權人、查封拍賣債務人股票、扣押債務人銀行存款給債權人。

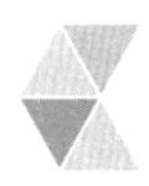

第三節　醫療糾紛民事訴訟統計資料

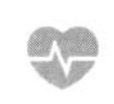

依衛生福利部統計至 2017 年 10 月 31 日為止的醫療糾紛訴訟性質統計表（統計區間：民國 76 年至民國 105 年）（衛生福利部醫事司，2017），醫療糾紛所產生的民事訴訟案件量，從民國 76 年至 81 年間每年最多十件，一路增加至數十件，甚至從民國 97 年至 105 年，每年 100 件以上的民事訴訟，已不足為奇。

至於民事訴訟的結果，致力推廣法律知識的臉書粉絲團「一起讀判決」，在 2015 年 5 月 20 日曾發布表格，將我國各地方法院的醫療訴訟做了簡單的統計（統計範圍是 2005 年至 2015 年 5 月 20 日間公開的判決書，限於受分案為「醫」字、案由為「損害賠償」、非簡易事件的訴訟案件），統計結果是：總案件共 1080 件，其中醫方勝訴 925 件，病方勝訴 155 件（包含一部勝訴），病方勝訴率為 14.35%（一起讀判決，2015）。

由統計資料可知，醫療糾紛所引起的民事訴訟案件量，近 30 年來的趨勢是數量增加，而病患方面能獲得法院判准賠償金額的比率，應難達 2 成以上。雖醫護人員及醫療機構在民事訴訟中受敗訴結果的比例較低，但隨病方對醫療人員及醫療機構提起民事訴訟的案件量增加，仍不可忽略長年訴訟過程所增加的處理成本、心理壓力、醫病衝突，可能對醫療環境造成的影響，所以，如何減少醫療糾紛的訴訟案件，早期解決醫療糾紛，仍須在制度上去加以完備，此將於下一章介紹。

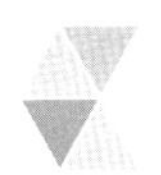

第四節　醫療過失排除民事賠償責任的修法

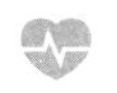

現行醫療法第 82 條第 2 項於 2004 年修訂為：「醫療機構及其醫事人員因執行業務致生損害於病人，以故意或過失為限，負損害賠償責任。」規定只有醫護人員發生醫療「過失」，醫院跟醫護人員才必須對病方負責民事賠償。

但因為醫療糾紛被提起民事訴訟的案件量仍多，而醫療行為有其強制性、急迫性及公益性，更往往有必然的風險性存在，如果不幸發生醫療傷亡的結果，在過失責任難以馬上斷然釐清之下，病方動輒提起高額求償的訴訟（案例一、二、三都實際判賠合計數百萬），還是可能造成「防禦性醫療」的趨勢，不利於整體醫療環境。所以，近年來也有立法委員提出，除了刑事方面的醫療過失除罪化以外，在民事賠償責任方面，也應給予醫療過失減輕責任。

最新發展是，立法院社會福利與衛生環境委員會在 2017 年 11 月 6 日審查醫療法修正草案，決議將包含醫療過失減輕民事責任在內的各版本，都出委員會送黨團協商，經 2017 年 11 月 28 日、12 月 12 日黨團協商，通過修改醫療法第 82 條第 2 項：「醫療機構及其醫事人員因執行醫療業務致生損害於病人，以故意或違反醫療上必要之注意義務且逾越合理臨床專業裁量所致醫療事故者，負損害賠償責任。」至於如何判斷違反注意義務及臨床專業裁量，另增訂醫療法第 82 條第 4 項：「前二項注意義務之違反及臨床專業裁量之範圍，應以該醫療領域當時當地之醫療常規、醫療水準、醫療設施、勞動條件及緊急迫切客觀情況為斷。」這離正式三讀通過，也已經不遠。

如果上述的修法真的三讀通過了，未來許多醫療糾紛，病方應該會更難以向醫護人員、醫院方面求償，或許會減少醫護人員及醫院要被告賠償的金額。但這樣直接限縮醫療機構民事賠償責任的修法內容，也受到社會上強烈批評的聲音，認為這次修法給予模糊空間，減輕醫院的民事賠償責任，更難期待醫院去補足人力設備，來減輕醫護人員過勞血汗的問題，恐怕無助醫療品質，是本末倒置（中時電子報，2017）。

最後，立法院在 2017 年 12 月 29 日正式三讀通過醫療法第 82 條修正案，除了第六章已經提過的醫療刑責合理化以外，三讀通過的新醫療法第 82 條第 2 項文字是：「醫事人員因執行醫療業務致生損害於病人，以故意或違反醫療上必要之注意義務且逾越合理臨床專業裁量所致者為限，負損害賠償責任。」至於如何判斷違反注意義務及臨床專業裁量，三讀後的新醫療法第 82 條第 4 項文字與黨團協商版本大致相同：「前二項注意義務之違反及臨床專業裁量之範圍，應以該醫療領域當時當地之醫療常規、醫療水準、醫療設施、工作條件及緊急迫切等客觀情況為斷。」同時，為回應社會上對過度減輕醫療機構民事責任、導致病人求償無門的批評，三讀通過的新醫療法第 82 條第 5 項規定：「醫療機構因執行醫療業務致生損害於病人，以故意或過失為限，負損害賠償責任。」仍保留醫療機構過失責任。

這次修法對醫護人員相當重要，實施結果真的可以減少醫護人員受提起高額求償訴訟？法院會如何適用新法？病方更難以在民事案件中求償成功？這些都值得後續關注。

參考文獻

一起讀判決（2015，5 月 20 日）·*民事醫療訴訟勝敗狀況統計*·取自 https://www.facebook.com/legal.taiwan/photos/a.896631250394420.1073741827.672695276121353/901690726555139/?type=3&theater

中時電子報（2017，12 月 26 日）·*醫療法修法擬醫師除罪化 消基會痛批本末倒置*·取自 http://www.chinatimes.com/realtimenews/20171226002584-260405

衛生福利部醫事司（2017，11 月 23 日）·*醫事爭議處理、鑑定等相關業務*·取自 https://dep.mohw.gov.tw/DOMA/cp-2712-7681-106.html

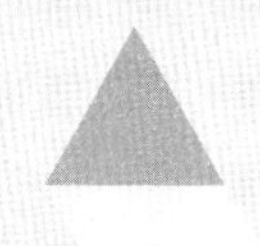

Chapter

8

醫療糾紛的處理與預防

第一節　醫療糾紛的處理途徑

第二節　2012 年醫療糾紛處理及醫療事故補償法草案

第三節　最新修法動態

第四節　醫療糾紛的預防

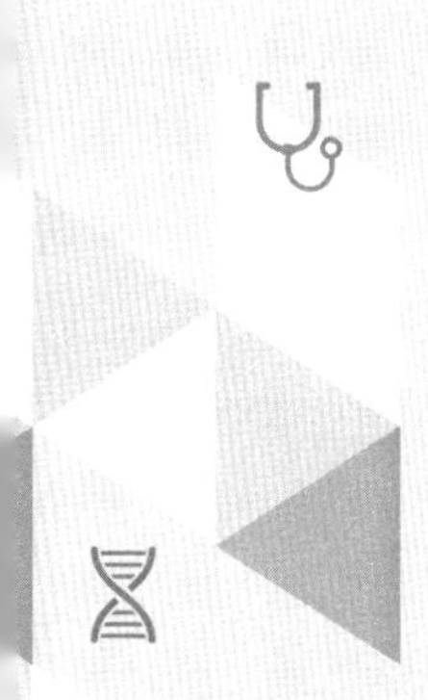

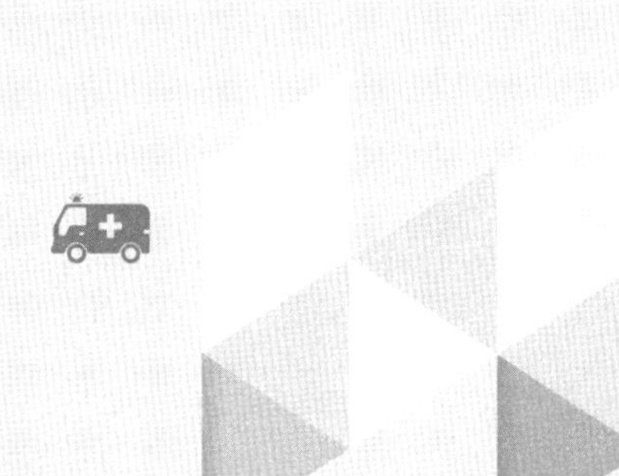

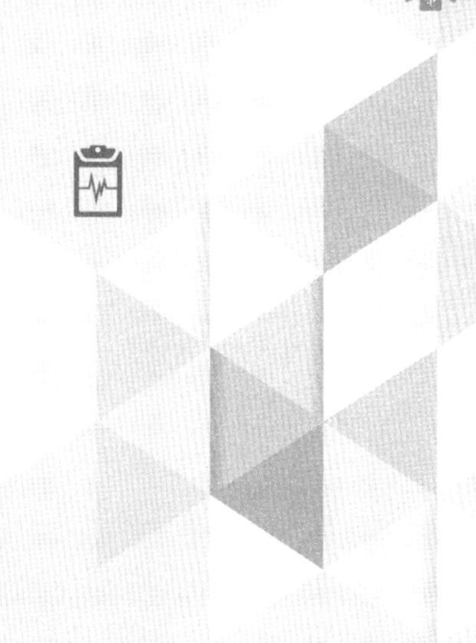

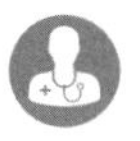

前言

第六章、第七章分別介紹了醫療糾紛可能衍生的刑事、民事法律責任，以及民刑事訴訟程序。但難道發生醫療糾紛以後，只能上法院解決嗎？是否應該有多元化的途徑能早點解決醫療糾紛，讓病方得到可接受的結果，也讓醫護人員回到醫療現場專心於醫療業務呢？

實際上，如果要早點解決醫療糾紛，現行法律制度上，其實也有幾個可以處理醫療糾紛的途徑，包括和解、調解、醫療爭議調處、仲裁，如果能透過這些程序解決醫療糾紛，所花時間勢必比訴訟要來得快。就算未能在訴訟外解決，訴訟程序中，法院也有機制希望能促能雙方先達成共識，也就是訴訟上的調解、和解。本章將加以介紹。

隨醫療糾紛的民刑事責任要修法調整，確保醫護人員能安心執行醫療業務。如何能在紛爭解決途徑上，也一併做法律制度上的增補強化，同時兼顧病方的權益，又真正減少醫療糾紛的民刑事訴訟，最終維持我國醫療環境的健全發展，這一定是未來要靠智慧來修法的重要議題，本章也將介紹立法院的最新努力方向。

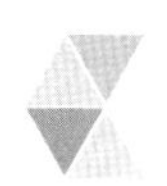

第一節 醫療糾紛的處理途徑

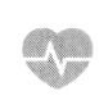

一、案例

我們從幾個案例來看看：

案例一

賠償 260 萬和解還被判刑

某醫院丁醫師，2012 年間為罹患肝臟惡性腫瘤的周姓病患切除膽囊及部分肝葉後，未送加護病房並囑咐醫護人員採高密度觀察照護，結果周男術後出血、呼吸困難，但因延誤治療，3 天後不治死亡。事後周男家屬控告丁醫師業務過失致死，丁醫師雖賠了 260 萬元和解，但法庭上不願認罪，最後台北地院還是依業務過失致死罪判丁 10 月徒刑，尚可上訴。

試問：

1. 丁醫師與家屬的和解是什麼意思？
2. 和解在法律上有什麼效力？
3. 為什麼丁醫師和解了還是被判刑呢？

改編自：臺灣臺北地方法院 104 年度醫訴字第 2 號刑事判決。

案例二

看護擅自通腸導致受傷案

某老人養護中心聘僱李姓看護，負責照顧某行為不便的老翁，李姓看護明知不能擅自使用浣腸劑，卻為了便利老翁於洗澡時可同時便溺，以利清洗，於 2013 年 10 月某日擅自使用浣腸劑為老翁通腸，結果導致老翁肛門處皮膚潰爛出血不止。老翁事後求償，看護中心為求止訟息爭，與老翁在新北市新莊區調解委員會達成調解成立，由看護中心賠償老翁醫藥費、精神慰撫金合計 65 萬元。

試問：

1. 本案出現的新北市新莊區調解是什麼？
2. 調解有分種類嗎？
3. 調解成立有什麼法律效力？
4. 調解成立以後就沒事了嗎？

改編自：臺灣高等法院 105 年度上易字第 52 號民事判決案例事實。

案例三

施打疫苗致癱瘓？

11 歲黃姓女童 2012 年間在學校施打日本腦炎疫苗後身體不適，經某醫院治療後一度好轉，在醫師一句「腦水腫只要追蹤治療就好」下出院，沒想到病情急轉直下。鑑定結果顯示，日本腦炎疫苗不會造成細菌感染，而黃姓女童是肺炎鏈球菌感染，二者間並無因果關係，2013 年雙方也透過醫療爭議調處會議，簽立和解書。但家屬事後仍反覆向民代陳情，讓醫院不得已多次出面釋疑。

試問：

1. 醫療爭議調處是什麼？
2. 醫療鑑定是什麼？
3. 如果鑑定結果沒醫療疏失，為什麼醫院還是要和解呢？
4. 醫療爭議調處簽立和解書有什麼效力？
5. 都和解了，家屬還可以再告嗎？

資料來源：中時電子報（2014，9 月 23 日）．*女童打疫苗癱瘓 疑醫療疏失*．取自 http://www.chinatimes.com/newspapers/20140923000564-260107

二、訴訟外紛爭解決途徑

（一）和解契約

1. 和解契約的意義

依民法第 736 條規定，稱「和解」者，謂事人約定，互相讓步，以終止爭執或防止爭執發生之契約。醫病雙方間如果發生醫療糾紛後，自行私下協商達成共識，其實法律上就是在締結和解契約。

2. 和解契約的效力

依民法第 737 條規定，和解有使當事人所拋棄之權利消滅及使當事人取得和解契約所訂明權利之效力。也就是雙方以和解契約產生的新權利義務關係取代舊有權利義務關係。

例如發生車禍，汽車撞倒機車，雙方當下口頭約定汽車車主賠償機車維修費 2,000 元就和解，日後互不追究，則汽車車主給付 2,000 元後，雙方車禍糾紛即結束，日後機車方就算反悔要求更高賠償，上法院也會因為已經和解了，而難以告成。

這樣的和解契約，屬於訴訟外的和解，無法像法院確定判決一樣，具有可以強制執行的效力，如果和解後，答應賠償的一方不付錢，例如上面所舉例的汽車車主沒付錢，那求償方就必須以和解契約為依據，向法院提告請求依約賠償。

(二) 調解

1. 調解的特色

調解是由中立的第三方擔任和事佬，不擔任裁判者腳色，不評斷對錯，發言不具強制力，而是透過勸導、建議的方式，居間促成雙方達成和解共識，化解糾紛。

2. 調解的種類

調解的種類有好幾種，例如鄉鎮市調解（由各鄉鎮市設調解委員會接受民眾聲請或司法機關函送調解）、勞資爭議調解（由各縣市勞工主管機關接受勞資雙方申請調解勞資爭議），後面要介紹的醫療爭議調處，也是調解的一種。

3. 調解的效力

如果雙方調解成立，達成共識，效力如何？以醫療糾紛也可能採取的鄉鎮市調解而言，依鄉鎮市調解條例第 27 條規定，效力包括：

(1) 調解成立並經法院核定後，當事人就該事件不得再行起訴、告訴或自訴。

(2) 經法院核定的民事調解，與民事確定判決有同一效力。

(3) 經法院核定的刑事調解，以給付一定數量的金錢或其他代替物或有價證券為標的者，該調解書可以作為執行名義。

以民事糾紛來說，所謂與民事確定判決有同一效力，白話地說，就是日後不能再改口反告，並且如果對方不付錢，可以直接向法院聲請強制執行，查封對方財產換錢，不必像和解契約，還必須上法院再告一次取得確定判決才能強制執行。

所以，鄉鎮市調解條例第 27 條可說是大大加強了調解成立的效力，讓調解成立不是只有和解契約的效力而已，這樣比較能確保雙方權益，也會提高人們使用這套機制的誘因。

（三）醫療爭議調處

1. 醫療爭議調處的意義

醫療法第 99 條第 1 項第 3 款規定:「直轄市、縣（市）主管機關應設置醫事審議委員會，任務如下：三、醫療爭議之調處。」所以各縣市衛生局應該設醫事審議委員會來受理醫療爭議的調處，以臺北市為例，就訂有【臺北市醫療爭議調處自治條例】來詳細規定。

因為涉及醫療專業及法律責任釐清，醫療爭議調處會有醫界、法界及社會公正人士來擔任委員，依客觀、公平、合理之原則，考慮醫病雙方之權利義務、醫療過程及雙方爭議之所在，進行調處（臺北市醫療爭議調處自治條例第 6、7 條）。

實際運作上，醫界的委員因為有醫療專業，會適度向雙方解釋醫療傷害的可能原因、個案上的醫療常規等，法界的委員因為有法律專業，則會向雙方解釋後續可能的法律責任、調處不成的後續司法程序等，讓雙方去思考醫療傷害發生的原因，衡量利弊，看能否盡早於醫療調處就達成共識。

2. 醫療爭議調處的效力

相較於鄉鎮市調解條例第 27 條加強了鄉鎮市調解成立的效力，因為醫療法並沒有規定醫療爭議調處成立的效力，所以就算透過醫療爭議調處達成和解，也是一般和解契約的效力。

此可參臺北市醫療爭議調處自治條例第 21 條規定：「調處成立時，視同雙方成立和解，並以調處成立之內容為和解契約內容。」

（四）仲裁

1. 仲裁的意義

仲裁制度規定於仲裁法，仲裁是由爭議的當事人以合意方式，將其紛爭交由第三人擔任仲裁人加以判斷，並以仲裁人的最後決定當作確定結果，藉以解決紛爭的制度。

2. 仲裁的效力

當事人將爭議事件提付仲裁，經仲裁庭作成判斷者，其仲裁判斷於當事人間，與法院之確定判決有同一效力，原則上經聲請法院為執行裁定後，得為強制執行（仲裁法第 37 條）。

仲裁具有迅速、經濟、保密及專家判斷等優點，如果能透過具有醫療及法律專業的仲裁人來仲裁，或許也適合於早日解決醫療糾紛。不過，實際上目前甚少利用仲裁處理醫療糾紛。

三、訴訟程序中的和解、調解

如果醫病雙方經過訴訟外的紛爭解決途徑，仍然無法達成共識，最後還是必須走到法院，由法院判斷對錯與賠償金額，但司法程序中也鼓勵雙方能在法院內達成共識，為此，設有訴訟上的和解、調解。

（一）訴訟上和解

法院不問訴訟程度如何，得隨時試行和解（民事訴訟法第 377 條第 1 項前段），試行和解而成立者，法院會作成和解筆錄（民事訴訟法第 379 條第 1 項）。

訴訟上和解成立者，與確定判決有同一之效力（民事訴訟法第 380 條第 1 項）。

（二）訴訟上調解

訴訟上和解是法官來促成，訴訟中的調解則是由法官找調解委員來調解。調解成立作成調解筆錄，與訴訟上和解效力相同（民事訴訟法第 416 條第 1 項），都確定化解糾紛，且可以強制執行。

依 2013 年的新聞報導（蘋果日報，2013），台中市醫師公會與台中地方法院 2012 年有推動「訴訟前醫法雙調解計劃」，由資深醫師與退休法官、庭長共同調解醫療糾紛，調解成功率過半，成效頗佳，受到推廣。

四、案例解析

▲【案例一】賠償 260 萬和解還被判刑

（臺灣臺北地方法院 104 年度醫訴字第 2 號刑事判決）

1. 丁醫師與病方似乎是成立和解契約

依新聞報導提供的有限資訊，本案丁醫師似乎與病方成立和解契約，以賠償 260 萬元為和解條件。既然雙方達成和解，則糾紛已結束，法律上家屬就無法另外主張賠償。

2. 和解不代表無罪

如同第六、七章所介紹，刑事法官判斷有罪無罪、民事法官判斷是否要民事賠償及賠償金額。雖丁醫師已經和家屬和解，把民事損害賠償糾紛解決，但有罪無罪仍然必須由刑事庭法官依法判決。

其實醫療糾紛的案件，如果能達成和解，就算真的醫護人員有醫療過失，本案法官也通常也願意從輕發落，判較輕的刑度、允許易科罰金（繳錢就不必入獄）、甚至緩刑（暫免入獄或繳罰金，緩刑期滿就不會再受執行處罰）。本案法官認為丁醫師違反注意義務情節重大，事發後隱瞞事實，未能給被害人家屬真相，犯後態度不妥適等，判決有期徒刑 10 個月，不予緩刑。

▲【案例二】看護擅自通腸導致受傷案

1. 本案病方與看護中心就是透過鄉鎮市調解成立。
2. 既然鄉鎮市調解成立，醫病間依法就無後續訟爭。

▲【案例三】施打疫苗致癱瘓

1. 本案是採取醫療爭議調處的途徑處理。
2. 醫療鑑定
   (1) 醫療法第 98 條第 1 項第 4 款規定：「中央主管機關應設置醫事審議委員會，依其任務分別設置各種小組，其任務如下：四、司法或檢察機關之委託鑑定。」所以衛福部設有醫事審議委員會負責醫療鑑定，鑑定結果主要分成：「無疏失」、「有疏失」、「可能疏失」、「無法認定有無疏失」，可提供為司法程序判斷的參考。
   (2) 據統計，民國 76 年到 95 年的事審議委員會鑑定結果，第一次鑑定有疏失的比例為 16.7%，第一次鑑定有疏失後，再送第二次鑑定，維持有疏失的比例僅有 46.1%；兩次鑑定都有疏失，再送第三次鑑定，有疏失的維持率還是僅有 42.9%，可知鑑定結果是對病方相對不利許多（詳細結果請參考：吳俊穎、楊增暐、陳榮基，2013）。

(3) 在醫療爭議調處或其他醫病雙方和談過程中，如果有醫療鑑定的結果可以提供參考，或能有助於病方接受真相。但如果病方仍不接受無醫療過失的鑑定結果，為了免去後面訴訟的曠日廢時、成本、壓力，醫院或醫護人員當然還是可以選擇以較低、尚可接受的金額，做一個慰問性、補償性的和解。

3. 既然本件雙方經過醫療爭議調處成立，應該就已達成和解契約，法律效力上，家屬已經不能再主張額外賠償，所以如果上法院，病方顯然不利。但如果不是提告民事，而找民意代表陳情施壓，是否適合，可以思考。

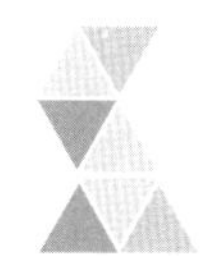

第二節 2012 年醫療糾紛處理及醫療事故補償法草案

一、醫療糾紛處理及醫療事故補償法草案內容

鑑於醫療行為具有不確定性、高風險性與極限性，醫事人員於執行醫療業務過程中所致之病患傷亡結果，多形成醫療糾紛事件，病人或家屬為追求真相及請求損害賠償而動輒興訟，除造成兩造當事人之訟累，並衍生醫界因憚於刑責而採取防禦性醫療、醫病關係對立、醫學生或醫師畏懼投入高風險科別等問題。另現行司法制度及實務運作，也易使病人處於弱勢地位，如訴訟程序冗長、高額訴訟成本支出等。為通盤解決病人、醫事人員面對醫療糾紛爭議制度之困境，達成「維護醫病雙方權益，促進醫病關係和諧」、「迅速解決彼此爭議，實現社會公平正義」、「促進病人安全，提升醫療服務品質」之政策目標，行政院在 2012 年

12 月 13 日擬具「醫療糾紛處理及醫療事故補償法」草案，送立法院審議，這部草案的重點包括兩大面向（行政院，2012）。

（一）強化調解機制

1. 建立調解先行原則，減少訟源

(1) 提起民事訴訟前，應先經調解。（草案第 10 條）

(2) 刑事訴訟中的案件，包含公訴、自訴、告訴乃論等罪，檢察官或法官取得病人或家屬同意，也可移送調解。（草案第 11 條）

2. 促進病人權益，迅速瞭解真相

(1) 醫療機構指定專人或增設關懷小組，提升醫療機構與病人良好之溝通方式與管道。（草案第 4 條）

(2) 縮短病歷證據取得時間，醫療機構應於二個工作日內提供。（草案第 5 條）

(3) 採納 Apology Law 之精神，遺憾、道歉或相類似陳述，不得採為相關訴訟或裁判基礎，以促進真相發現及調解成立之機會。（草案第 6 條、第 17 條）

(4) 建構醫學專業諮詢、諮商機制，使病人可透過客觀、公正 第三者瞭解醫療相關問題。（草案第 7 條）

(5) 依本法進行調解，不收取任何費用；如已經向民事法院起訴，調解成立後，病人也可申請退還裁判費三分之二。（草案第 23 條、第 24 條）

（二）提供及時補償

1. 不採取無過失補償制度，僅針對醫療事故屬於難以分明責任歸屬者為補償給付。（草案第 31 條）

2. 採補償給付申請，與民事訴訟、刑事自訴或告訴原則不得併行之機制。（草案第 31 條、第 32 條）

3. 補償基金來源多元化，分擔比例明確化：
   (1) 補償基金來源包含醫療機構及醫事人員繳納之醫療風險分擔金、政府預算、捐贈收入等。（草案第 26 條）
   (2) 政府預算撥充以不超過醫療事故補償基金總額之百分三十為上限。（草案第 27 條）
4. 補大不補小，補償給付限於死亡、重大傷害給付二類，避免醫事人員認為無須再負責賠償而影響其自律心、責任感及醫療品質。（草案第 28 條）
5. 迅速審定補償，原則上於二個月內完成；必要時，得延長二個月，並以一次為限。（草案第 30 條）
6. 追償返還機制，如係醫事人員之故意、過失導致醫療事故發生，由政府向醫療機構或醫事人員請求返還。（草案第 33 條）
7. 平等互惠原則，非屬參加全民健保之保險對象，其申請醫療事故補償時，應本互惠原則，以該國或該地區亦給予我國人民同等權利時，始得享有本法申請補償之權利。（草案第 40 條）

二、修法過程與衛生福利部 2015 年 5 月 16 日提出的 11 項建議

上述行政院於 2012 年底送立法院審議的「醫療糾紛處理及醫療事故補償法」草案，經過立法院社會福利及衛生環境委員會於 2014 年 5 月 8 日初審通過，全案僅第 26 條有關補償基金來源的條文保留不同委員的版本待後續協商，衛生福利部當時相當希望能儘速經立法院三讀通過。

但是因為社會上仍有不同意見及建言，衛生福利部經過 2015 年 5 間邀集立委、醫改會、消基會及醫界代表、各類醫事人員公會、先前協助制定該法案之學者多位等，再度審視本法案並聽取建言，最後衛生福

利部綜合各界意見，在 2015 年 5 月 16 日提出 11 項草案建議重點，包括（醫事司，2015）：

1. 刪除「醫療常規」。
2. 將「初步鑑定」改為「專業評估」。
3. 調解當事人任一方不到場，其罰則相同。條文並未規定醫事人員必須親自到場，可由醫療機構派代表出席。
4. 補償制度分階段實施，不限於「五年內」。
5. 補償制度各階段實施前，須與相關領域團體充分溝通。
6. 醫療風險分擔金由「醫療機構」繳納，非由「醫事人員」繳納，且不得轉嫁於醫事人員。
7. 明訂生產風險事故之補償基金來源，由政府預算撥充。因生產有異於一般對疾病的治療。
8. 醫療機構繳納醫療風險分擔金，以醫療機構每年醫療收入的「千分之一」為「上限」，其餘由政府預算、菸品健康福利捐、捐贈收入等補足，不必再討論醫界與政府分擔比率。
9. 醫療事故補償之要件，原限於該醫療事故與醫療行為「無法排除因果關係」者，擴大至「有因果關係」及「無法排除因果關係」者。
10. 因可能需透過財稅有關機關提供醫療機構非屬健保之醫療收入資料，以計算其應繳納之分擔金。但為免誤解，刪去強制條款文字。
11. 分析醫療事故根本原因時，可能原因也包括「全民健康保醫療費用支付制度」及「勞動條件」。

可惜經過努力，醫療糾紛處理及醫療事故補償法草案仍未能三讀通過。

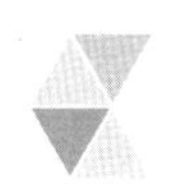

第三節 最新修法動態

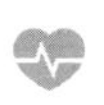

2012 年的醫療糾紛處理及醫療事故補償法草案雖然未能闖關成功，但在醫療過失除罪化的立法討論當中，如何透過補償、調解、鑑定等機制維護病方的權益，也受到社會各界持續關注及建言。

而最新的修法動態是，隨 2017 年 12 月 29 日立法院三讀通過醫療法第 82 條修正案，正式修法將醫療刑民事責任合理化，立法院也同時通過兩項附帶決議，要求衛生福利部 2018 年 1 月底前將「醫療事故處理法草案」送至行政院審查，並建立從醫事爭議與事故中分析除錯的學習機制。

一旦衛生福利部如期於 2018 年 1 月底前，將「醫療事故處理法草案」送至行政院審查，後續行政院會通過如何的草案版本？「醫療事故處理法草案」會在何時通過？三讀通過的版本會加入何種調解、鑑定、補償等機制，對醫護人員及廣大使用醫療的社會大眾而言，都相當的重要。

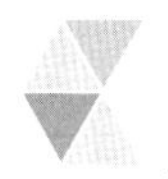

第四節 醫療糾紛的預防

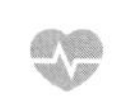

醫療行為固然具有不可測的風險，但如果能儘量於事前將可能產生醫療糾紛的因素降低至極限，以預防勝於治療的態度，積極防免醫療糾紛產生，當更能減少事後處理的成本、壓力，所以醫護人員都應該隨時保持警惕、慎重的態度，以最高標準執行醫療業務。

參考文獻

中時電子報（2014，9 月 23 日）・*女童打疫苗癱瘓 疑醫療疏失*・取自 http://www.chinatimes.com/newspapers/20140923000564-260107

行政院（2012，12 月 13 日）・*行政院院會通過「醫療糾紛處理及醫療事故補償法」草案*・取自 https://www.ey.gov.tw/News_Content.aspx?n=F8BAEBE9491FC830&s=67C664B359D7C8CB

吳俊穎、楊增暐、陳榮基（2013，12 月）・醫療糾紛鑑定的維持率：二十年全國性的實證研究結果・*科技法學評論，10*(2)，203~238 頁。

醫事司（2015，5 月 16 日）・*衛福部廣納綜合各界意見，提出 11 項醫糾法草案建議 免除醫病雙方訴訟負擔*・取自 https://www.mohw.gov.tw/fp-2644-20606-1.html

蘋果日報（2013，9 月 2 日）・*醫療糾紛 逾半調解成功*・取自 https://tw.appledaily.com/headline/daily/20130902/35264906

蘋果即時（2017，12 月 27 日）・*術後未送加護病房害死癌患 名醫賠 260 萬還判刑*・取自 https://tw.appledaily.com/new/realtime/20171227/1267316/

附錄 醫療法(節錄)

✦ **醫療法第 10 條**(民國 93 年 4 月 28 日修正施行至今)

1. 本法所稱醫事人員,係指領有中央主管機關核發之醫師、藥師、護理師、物理治療師、職能治療師、醫事檢驗師、醫事放射師、營養師、藥劑生、護士、助產士、物理治療生、職能治療生、醫事檢驗生、醫事放射士及其他醫事專門職業證書之人員。
2. 本法所稱醫師,係指醫師法所稱之醫師、中醫師及牙醫師。

✦ **醫療法第 82 條**(民國 106 年 12 月 29 日三讀修正第 2 至 5 項)

1. 醫療業務之施行,應善盡醫療上必要之注意。
2. 醫事人員因執行醫療業務致生損害於病人,以故意或**違反醫療上必要之注意義務且逾越合理臨床專業裁量所致者為限**,負損害賠償責任。
3. **醫事人員執行醫療業務因過失致病人死傷,以違反醫療上必要之注意義務且逾越合理臨床專業裁量所致者為限,負刑事責任。**
4. **前二項注意義務之違反及臨床專業裁量之範圍,應以該醫療領域當時當地之醫療常規、醫療水準、醫療設施、工作條件及緊急迫切等客觀情況為斷。**
5. 醫療機構**因執行醫療**業務致生損害於病人,以故意或過失為限,負損害賠償責任。

✦ **醫療法第 98 條**(民國 93 年 4 月 28 日修正施行至今)

1. 中央主管機關應設置醫事審議委員會,依其任務分別設置各種小組,其任務如下:
   (1) 醫療制度之改進。

(2) 醫療技術之審議。
(3) 人體試驗之審議。
(4) 司法或檢察機關之委託鑑定。
(5) 專科醫師制度之改進。
(6) 醫德之促進。
(7) 一定規模以上大型醫院設立或擴充之審議。
(8) 其他有關醫事之審議。

2. 前項醫事審議委員會之組織、會議等相關規定，由中央主管機關定之。

✦ **醫療法第 99 條**（民國 93 年 4 月 28 日修正施行至今）

1. 直轄市、縣(市)主管機關應設置醫事審議委員會，任務如下：
   (1) 醫療機構設立或擴充之審議。
   (2) 醫療收費標準之審議。
   (3) 醫療爭議之調處。
   (4) 醫德之促進。
   (5) 其他有關醫事之審議。
2. 前項醫事審議委員會之組織、會議等相關規定，由直轄市、縣（市）主管機關定之。

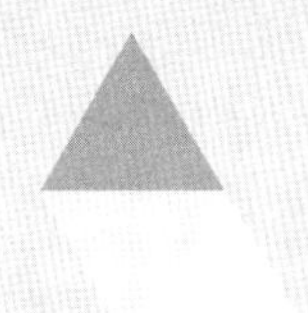

Chapter

9

器官捐贈與移植的法律與倫理爭議

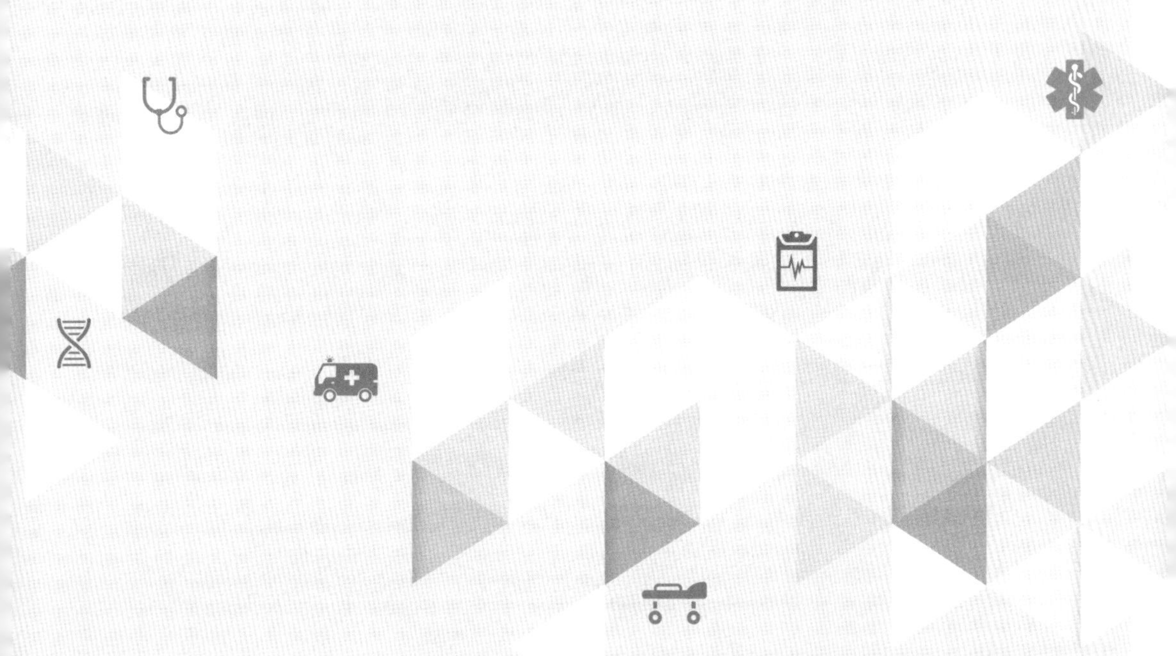

前言

器官移植的目的是為恢復人體器官之功能或挽救生命，人體器官移植條例與細則明文指出，醫師在於法有據的情形下，得摘取屍體或他人的器官來施行移植手術。但是器官移植並非第一選項的治療法，如果有其他更適當的醫療方法存在時，醫師應優先考慮採用或嘗試用這些更適當的治療方法，器官移植手術不能成為醫師所採用的唯一或最優先的醫療方法。器官移植時所用之器官來源包括屍體及活體（活著的人），醫院與醫師施行器官移植手術，應優先考慮以屍體捐贈之器官為主，因為活體器官的捐贈常常伴隨法律與倫理的問題。

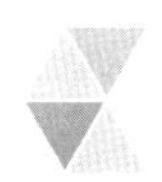

第一節 通 則

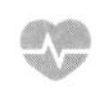

人體器官移植條例與施行細則有以下的相關的原則：

1. 醫院、醫師施行器官移植手術，應優先考慮以屍體捐贈之器官為之。
2. 器官移植條例規定可進行移植的器官（組織）如下：
   泌尿系統之腎臟，消化系統之肝臟、胰臟、腸，心臟血管系統之心臟，呼吸系統之肺臟，骨骼肌肉系統之骨骼、肢體，感官系統之眼角膜、視網膜，其他經中央衛生主管機關依實際需要指定之類目。
3. 醫師摘取器官，不得及於其他非必要之部位。但移植眼角膜、視網膜時，得摘取眼球。醫師摘取器官後，應回復外觀或就摘取部位予以適當處理。
4. 醫師摘取之器官經檢驗不適宜移植者，若具傳染性病原之器官，應予以焚燬並作完全消毒。不具傳染性病原之器官，得提供醫學校院、教學醫院或研究機構作研究之用，或予以焚燬。
5. 捐贈器官之死者親屬可依規定申請補助喪葬費，只要備齊家境清寒證明及醫院捐贈器官之證明文件，便可向政府申請之。
6. 屍體器捐不能指定捐贈對象，只有活體捐贈可指定對象，並且指定捐贈對象限於五親等，至於屍體捐贈器官，則是進入器官分配庫，符合條件再依病患的病況程度比對排序，才能獲得成功移植機會。
7. 任何人提供或取得移植之器官，應以無償方式為之。違反此規定者處以相關罰則，若涉及刑事責任，則依照刑法規定辦理。
8. 經摘取之器官不適宜移植者，應依中央衛生主管機關所定之方法處理之。經摘取之器官及其衍生物得保存供移植使用者，應保存於中央衛生主管機關所核定之人體器官保存庫。

9. 摘取器官之醫療機構，應將完整之醫療紀錄記載於捐贈者病歷，並應善盡醫療及禮俗上必要之注意。

10. 主管機關、醫療機構與有關機構、團體及其人員，因業務而知悉之表示捐贈器官意願者、待移植者及受移植者之姓名及相關資料，不得無故洩漏。

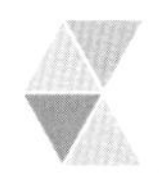

第二節　屍體器官捐贈

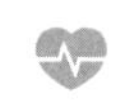

一、屍體器官捐贈的注意事項

人體器官（組織）移植若是取自屍體，所相關的法律為人體器官移植條例與施行細則，和腦死判斷準則等等。茲綜合簡介如下：

1. **書面同意書（見本章之附錄）或是遺囑**：死者生前已經以書面或遺囑同意死後器官捐贈。如果死者生前未以書面或遺囑同意捐贈器官，但經死者最近親屬以書面同意時亦可行器官捐贈。
   (1) 書面同意應包括意願人同意註記於健保卡，該意願註記之效力與該書面同意正本相同。而書面同意得以中央主管機管所印製的器官捐贈卡方式為之。但意願人得隨時自行以書面撤回其意願之意思表示，並應通報中央主管機關廢止該註記。
   (2) 經註記於健保卡之器官捐贈意願，與意願人臨床醫療過程中明示之意思表示不一致時，以意願人明示之意思表示為準。書面同意應由醫療機構或衛生機關以掃描電子檔存記於中央主管機關之資料庫。
   (3) 中央健康保險署應會商戶政單位或監理單位對申請或換發身分證、駕照或健保卡等證件之成年人，詢問其器官捐贈意願，依規定辦理意願註記及撤回。

(4) 最近親屬依序為以下：配偶、直系血親卑親屬、父母、兄弟姊妹、祖父母、曾祖父母或三親等旁系血親、一親等直系姻親。書面同意由最近親屬一人行之即可，若是最近親屬間的意見不一致時，依上訴順序之優先順序者的書面為主。

2. 摘除屍體器官的時機：

(1) 自屍體摘取器官施行移植手術，必須在器官捐贈者經醫師判定病人為腦死之後。

(2) 若由非病死或可疑為非病死之屍體摘取器官前，必須經過法醫驗屍，認為死亡原因確定，無繼續勘驗之必要者，方可摘取其器官。

(3) 非因疾病死亡之情形（如車禍、意外事故），經診治醫師認定受傷的部位顯然不影響所要摘取之器官，且相驗遺體的過程將延誤摘取器官的最佳時機者，經檢察官及最近親屬書面同意，得摘取器官。

3. 腦死的判定：自屍體摘除器官的關鍵先驅程序是腦死的判定。

(1) 腦死為腦幹死亡，當腦部有嚴重疾病（如外傷、中風、腫瘤等）使控制心跳、呼吸中樞的腦幹發生續發性病變，造成腦幹反射完全消失，經一段時間後心肺功能也隨之喪失。

(2) 判定腦的醫師必須完成腦死判定訓練課程，並取得證書者完成腦死判定訓練課程，並取得證書的神經科或神經外科專科醫師、麻醉科、內科、外科、急診醫學科兒科專科醫師。腦死判定應由具判定資格之醫師二人共同為之，而且判定腦死之醫師不可參與器官摘取、移植手術。

(3) 腦死的判斷程序：先決條件是明確原因的深度昏迷，無法自行呼吸（依賴呼吸器），無法復原的腦部損傷。在使用人工呼吸器之狀況下，至少觀察十二小時，觀察期間，病人應呈持續之深度昏迷，不能自行呼吸且無自發性運動或抽搐。若同時有藥物中毒之可能性時，須等藥物之半衰期過去之後，再觀察十二小時，若藥物種類不明時，至少須觀察七十二小時。需經過兩次腦幹反射功能的判定性測試，於第二次測試時，如病人仍完全符合無腦幹反射與不能自行呼吸之條件，即可判定病人腦死。

二、屍體器官捐贈的倫理

1. 器官的來源為死刑犯時需考慮以下倫理問題：

(1) 當事人的自主權：即使某人因為某項行為觸犯法律，而被剝奪生命權時，並不代表其失去對自己身體的自主權。大多數的死刑犯器官捐贈是於執行法律裁決後，由家屬行同意的表示，雖然並不違反人體器官移植條例，但是、絕大部分的死刑犯在世時很少會思想到器官捐贈，除非曾有明白的意願表示，否則死刑犯的器官捐贈常常有牴觸當事人的自主權之虞。

(2) 捐贈動機：或許基於懺悔與彌補過錯的心態，死刑犯與家屬極可能在良心譴責的壓力下，簽下書面同意書，此項行為有失醫療倫理所強調的行善精神。

(3) 有違人權精神：鼓勵死刑犯做器官捐贈，在國際間有很高的反對聲浪，認為即使是因不適當行為而須接受法律制裁者，在為個人所行而付出代價後，也應受到該有的保障。此外、以死刑犯作為器官捐贈的來源易流於濫用、私下販賣、提早執行裁決等等違反社會正義的情形。

案例分享

2014 年 5 月於台北捷運殺人案的鄭姓兇嫌，遭法院判決死刑定讞，於 2016 年 4 月槍決伏法。當時器官捐贈移植登錄中心簡略地表示，衛生福利部的「器官移植作業準則」已經明定不得使用死刑犯器官，因為死刑犯器官捐贈有人權爭議，目前國際潮流是不用死刑犯器官，而且執法前未接獲鄭姓兇嫌願意器官捐贈的表示，即使有願意器官捐贈，國內醫院也不可違法使用。此為順應世界潮流，與避免人權爭議。

2. **對於器官受贈者的保障：**器官捐贈最嚴重的情形是短缺願意捐贈的器官，因此許多病患苦苦等候，最後仍然遺憾而終，所以只要有可用的捐贈器官，幾乎是難能可貴的機會，大家都要把握。雖然捐贈的器官進行移植前，必須確認沒有感染某些傳染性疾病，但是為保有器官的最佳狀態，在分秒必爭的情形下，難免有人為疏失的情形產生。

案例分享

2011 年 8 月 24 日在台灣發生的醫療事故案例，台大醫院器官移植團隊，對於捐贈者的血液檢查報告，將愛滋病毒檢驗的陽性結果，在電話口述過程中發生誤傳為陰性，負責的醫師也未即時執行再確認的責任，所以在器官移植前未發現捐贈者有罹患愛滋病的病史，導致五名接受器官移植的病患，可能終生須接受愛滋病治療。

根據衛生福利部疾病管制署對於此事件的資料顯示：台大醫院因疏失而移植愛滋病人的器官給其他 5 名病人，經當時的衛生署專案小組調查後，根據違反「人類免疫缺乏病毒傳染防治及感染者權益保障條例」第 11 條，施行器官、組織、體液或細胞移植，應事先進行愛滋病毒相關檢驗，檢驗呈陽性者不得使用，違者將處 3 萬以上、15 萬以下罰鍰，造成疏失行為人將被求處 3 年以上、10 年以下有期徒刑，各對台大、成大開罰 15 萬元；日後一旦確定受贈者遭感染，還要追究刑事責任，還可能處 3 年以上、10 年以下有期徒刑；此外，台北地檢署認為，醫事人員作業疏漏涉及「人類免疫缺乏病毒傳染防治及感染者權益保障條例」第 22 條第 2 項第 1 款規定，應檢驗人類免疫缺乏病毒而未檢驗者，致人感染人類免疫缺乏病毒者，依重傷害罪論處，器官移植受害者之家屬事後亦可以業務過失致重傷害罪提出告訴；而此案也與刑法第 15 條「不作為」犯有關，因不作為犯係規定，對於犯罪結果的發生，法律上有防止之義務，能防止而不防止，視同因積極行為發生犯罪結果。

而醫療倫理所強調之保護當事人的隱私權，也間接地造成台大醫院發生錯誤移植感染愛滋病毒的器官。為了避免愛滋病人在就學、就業與生活上受到不適當的待遇，相關愛滋個案只被納入疾病管制署的列管系統，可是健保卡內不會註記，而醫院也不得無故洩密，除了因為疑似傳染病的高危險群者必須接受篩檢之義務外，其他的各項檢查都要徵得當事人的同意。法律對於愛滋病人的嚴密保護措施，反而無意間使其他人、醫療院所、醫事人員承受了莫名的風險，相對上這些人的權益卻被忽略了。從社會公平正義原則的落實，臺大醫院的器官移植疏忽暴露了不常為人深思的醫療倫理問題。

資料來源：衛生福利部疾病管制署（2012，5 月 17 日）．*刑法裁處*．取自 http://www.cdc.gov.tw/lawinfo.aspx?treeid=5ff75185b74d8265&nowtreeid=bededb1a84fd0746&tid=8590380592469F2F

法律小知識

後天免疫缺乏症候群相關法規發展的歷史沿革

我國於民國七十九年制定後天免疫缺乏症候群防治條例，而於九十六年修法為人類免疫缺乏病毒傳染防治及感染者權益保障條例（詳見本書附錄），為求落實對於感染者之權益和隱密性的保護。此條例於民國 104 年進一步修正，加強對於感染者的追蹤與病情控制。

3. **假設性或是替代性的願意表示**：雖然人體器官移植條例允許，最近親屬為死者的器官捐贈作書面意願的表示，但是此唯一假設性表示，前提是認為按照死者生前樂善好施，或是熱衷公益的風格與行事，應當會同意捐贈器官，所以家屬依此假設下，代替死者做了器官捐贈的書面同意。此時便有兩項問題值得思索：
   (1) 此假設性的前提真的合適嗎？
   (2) 即使死者若還活著，也願意器官捐贈，那所願意捐出的器官為哪些？

   當然在死無對證的情形下，難以證實親屬代行決定的正確性，所以允許親屬有較多的思考時間，在不會產生事後感到遺憾的情形下做決定，較合乎醫療倫理所強調的自主權和行善原則。

4. **積極鼓勵和勸募的誘因**：雖然人體器官移植條例中有提及不可無故洩漏，捐贈器官意願者、待移植者及受移植者之姓名及相關資料。但是又同時鼓勵醫院為配合器官捐贈風氣之推動，應主動建立勸募之機制，向有適合器官捐贈之潛在捐贈者家屬詢問器官捐贈之意願，以增加器官捐贈之來源，且明文表示對死後捐贈者之親屬，酌予補助喪葬費。這些都是積極創造有利器官捐贈的環境，同時也易形成因為不好推遲的外在壓力，與為獲得喪葬補助的經濟誘因，而造成非出自當事者真實意願的捐贈情形。

討論與分享

王先生因為車禍而被醫師判定腦死，在短時間內有專門人員接觸王太太，詢問器官捐贈的意願，並說明可能獲得的喪葬補助，王太太還在遲疑中，身旁的家屬認為能有補助，對於經濟不寬裕的王太太應該有些幫助，所以勸告她能接受器官捐贈，在此情形下，王太太填寫了同意書。

試問：王太太的意願表示真出自她的自主性表示嗎？

案例分享

屍體器官捐贈小新聞：採行無心跳器官捐贈

衛生福利部於 106 年 10 月 6 日開會同意，除過往腦死患者外，台灣於同年的月底將成為亞洲第一個開放「無心跳」器官捐贈的國家，可望增加 2 至 3 成器官捐贈量，造福更多有需要的患者。因為腦死的判定相當嚴格，又必須先確定本人或家屬有器捐意願，並於腦幹功能測試前觀察 12 小時，確認腦幹已無功能，至少 4 小時後再由 2 名具腦死判定資格醫師重新進行第二次判定。使得捐贈器官的來源非常有限，而等候器官移植的患者是大排長龍，為了解決此困境，所以無心跳器官捐贈被提出來，廣獲熱烈討論。簡單而言，當病人心臟停止後，會有 5 分鐘心臟觀察等候期，確定 5 分鐘後都不再有心跳恢復，才開始進行摘取器官的階段。此會議最後決議，除了腦死病人之外，最初階度先適用於符合安寧緩和醫療條例中的末期病人、同意撤除維生醫療並且願意捐贈器官者，在心跳停止 5 分鐘後可施行無心跳器捐。

資料來源：關鍵評論網（2017，10 月 7 日）．*破除 4 大爭議，台灣將成為亞洲第一開放「無心跳器捐」國家*．取自 http://news.ltn.com.tw/news/world/breakingnews/1881769

5. **維持社會正義與公平**：社會正義與公平是醫療資源分配的重要原則，器官捐贈的來源非常有限，在廣大的需求下，如何確保有限的屍體器官捐贈能得以合理的分配，是很重要的倫理考量，畢竟生命無價，每一條生命的重要性是均等的，沒有孰輕孰重之分。

案例分享

趙先生被診斷出罹患肝炎時，已經是第二期的階段，在五等親等內的家屬無法活體捐贈肝臟時，為了搶救趙先生的生命，家屬向主治醫師表示，願意以重金換取一個屍體肝臟，此要求被醫師拒絕並與予以解釋如下：

為使有限的器官捐贈達到公平有效的分配，衛生福利部依據「人體器官移植條例」，捐助設立了「財團法人器官捐贈移植登錄中心」，作為捐贈者、受贈者、器官勸募醫院及器官移植醫院彼此間之溝通橋樑，並協助政府從事器官捐贈與移植之登錄、建立資料庫，使受贈者與捐贈者之間能有效配對。將捐贈器官分配之作業流程標準化、電腦化，並建置公平、公開、透明化之捐贈器官分配平台，以縮短病患等待器官受贈時間，及增進器官之有效運用。所有捐贈與移植均需登錄於「財團法人器官捐贈移植登錄中心」進行器官之等候，各項捐贈器官之分配應依公告之器官移植分配原則進行分配，各醫院不得逕行分配。

資料來源：財團法人器官捐贈移植登錄中心（無日期）· *設立緣由* · 取自 http://www.torsc.org.tw/docDetail.jsp?uid=15&pid=7&doc_id=911&rn=-2046645737

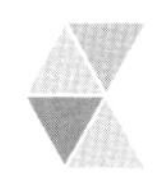

第三節　活體器官捐贈

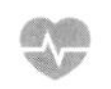

活體器官（組織）移植比屍體器官（組織）的捐贈和移植更複雜，因為捐贈者和受贈者雙方均為存活的個體，雖然具有親屬關係，但是兩方的生命價值是均等的。人體的肺臟、腎臟與肝臟能夠進行活體器官移植，因為每個人在正常情況下應有兩個腎臟，而肝臟是再生能力旺盛的器官。

一、活體器官捐贈的注意事項

1. 醫院自活體摘取器官施行移植手術應合於下列規定：

(1) 捐贈者應為二十歲以上，且有意思能力。

(2) 經捐贈者於自由意志下出具書面同意，及其最近親屬之書面證明。

(3) 捐贈者經專業之心理、社會、醫學評估，確認其條件適合，並提經醫院醫學倫理委員會審查通過。

(4) 受移植者為捐贈者五親等以內之血親或配偶。

(5) 成年人或十八歲以上之未成年人已結婚者，得捐贈部分肝臟予其五親等以內之親屬；十八歲以上之未成年人，經其法定代理人之書面同意，得捐贈部分肝臟予其五親等以內之血親。

2. 對捐贈者善盡告知的義務：醫師自活體摘取器官前，應注意捐贈者之健康安全，並以可理解之方式向捐贈者及其親屬說明手術之目的、施行方式、成功率、摘取器官之範圍、手術過程、可能之併發症及危險。

案例分享

呂先生年約 40 歲，與太太育有一 9 歲兒子，最近常感腹部疼痛，就醫時被診斷出罹患第三期的肝癌，醫師建議若是經全身正子射影檢查(PET)沒有嚴重的轉移情形時，可進行換肝手術。38 歲的呂太太為挽救丈夫的生命，願意捐出自己的肝臟。此時經醫師解釋手術的過程和危險性，以及可能的後續影響，呂太太想到夫妻兩人同時接受大手術，9 歲兒子的日常生活照顧，家中的經濟財源，和丈夫的手術後照顧等等，只好放棄捐出自己的肝臟，轉向公公與婆婆尋求幫助。

小常識

直系與旁系，血親及姻親之親等小常識

1. 本人及配偶。
2. 一等親：父親、母親、公公、婆婆、丈人、丈母、子女、媳婦、女婿。
3. 二等親：祖父、祖母、外祖父、外祖母、兄、弟、姐、妹、兄嫂、弟媳、姊夫、妹婿、連襟、妯娌、孫子、孫女、外孫子、外孫女。
4. 三等親：曾祖父、曾祖母、外曾祖父、外曾祖母、叔叔、嬸嬸、伯父、伯母、姑姑、姑丈、舅舅、舅母、阿姨、姨丈、侄子、侄女、侄媳、侄女婿、外甥、外甥女、外甥媳、外甥婿、曾孫子、曾孫女、外曾孫子、外曾孫女。
5. 四等親：堂兄、堂弟、堂姊、堂妹、堂嫂、堂弟妹、堂姊夫、堂妹婿、表兄、表弟、表姊、表妹、表嫂、表弟媳、表姊夫、表妹婿。
6. 五等親：堂侄、堂媳、堂侄女、堂侄婿、表外甥、表外甥媳、表外甥女、表外甥婿。

資料來源：Yahoo 奇摩知識+（無日期）．*請教計算親等達人*．取自 https://tw.answers.yahoo.com/question/index?qid=20100715000010KK01923

二、活體器官捐贈的倫理

1. **對於肝臟與腎臟的不同自主權**：於人體器官移植條例中規範，滿 18 歲之未成年人，可經其法定代理人出具同意書，代理同意捐贈肝臟，然而針對腎臟的活體器官移植並未如此規範。此外、器官捐贈乃屬身體處分行為，於民法上是不得被他人代理的，當人體器官移植條例中，未將滿 18 歲之未成年人腎臟的活體移植，比照肝臟般地賦予法定代理人有代理同意權，這意謂未滿 18 歲之未成年人對於自己的腎臟擁有完全的自主權。

2. **平等的行善原則**：活體器官的捐贈與移植，對受贈者而言是救命的良方，符合最大利益與善意法則。但對捐贈器官者而言，是在沒有需要醫療診治的情形下，將可用的器官送給另一方，雖然勇氣與善行均為可嘉，而所造成的短期與長期的健康影響難以預測，因此，基本上捐贈者與受贈者難以享有平等的最大利益，醫護專業人員也無法秉持行善的倫理原則，進行活體的器官移植業務。

案例分享

呂先生罹患肺癌，在還未發現有癌細胞轉移的情形時，妻子願意捐出自己的肝臟救治丈夫，但是考量呂先生 185 公分，70 公斤的身形，呂太太僅 156 公分身高，體重 50 公斤，夫妻兩人的體型頗有差異，肝臟大小的尺寸也應有懸殊。此時主治醫師為確保呂太太的肝臟大小足以移植給呂先生，並能在切除肝臟後猶能不傷害呂太太的健康，因此安排一系列檢查，確保手術的合宜性和安全性。

3. **謹守知情同意原則**：活體器官的捐贈者幾乎為受贈者的親屬，在救命與保命的緊急狀況下，兩方常常難有完全的理性，冷靜地思索醫師所提供的訊息。甚至為了醫治命在旦夕的病患，醫事人員的態度難免往往偏向於鼓勵捐贈。此時，要確保捐贈器官者是在完全的知情下，同意捐贈自己的器官，因此相關訊息的解說與再次解說便顯得非常必要。千萬不可為了救治生病的一方，而輕忽健康的一方所應該被保護的權益。

討論與分享

一位母親為了救急需肝臟移植的哥哥，甘願犧牲自己的家庭和多年的婚姻，與願意捐贈肝臟救兒子的男士結婚。因為唯有如此才能符合人體器官移植條例，規定成年人若是捐贈部分肝臟移植，僅限在五親等以內。

試問：這是不是一項某種形式的器官買賣行為？這位原非親屬的捐肝者，是否在知情同意的原則下捐出自己的肝臟？

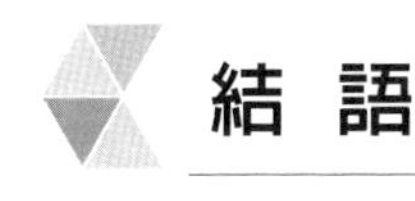

結語

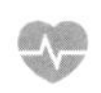

器官捐贈與移植的確是許多病人和家屬的一線生機，具有拯救生命的難以估算價值，只要法律周延，並考量應顧慮的倫理法則，竭力使器官捐贈和移植成為美好的愛留人間，使面臨油枯光景的病患重獲生機，令黯淡的家庭再次燈光明亮，這一切化險為夷的關鍵為——捐贈器官者的付出，無論來自屍體或是來自活體的器官捐贈，都該獲得喝采！

案例分享

最後一次幫助病人的台大醫院曾醫師

生前任職於台大醫院的曾醫師，在 2013 年的一場車禍後，無力挽回生命的情況下，家屬決定讓曾醫師化為天使，和數十年來的移植醫學史上許多大愛捐贈者一樣－「再活一次」。2013 年 6 月 3 日，曾醫師被推進手術房，這是曾醫師在人間的最後一次救人的手術。曾醫師在返家途中，遭到酒後駕駛撞擊，多日急救仍回天乏術。醫護團隊於 6 月 2 日再次確認腦死的事實，家屬決定讓曾醫師進行在人間的最後一次救人手術－捐出身上的器官。6 月 3 日，台大醫院感染科曾醫師進入台大醫院，這是她最後一次救人。

資料來源：蔣維倫（2015，12 月 30 日）．*那些捐贈器官的大愛天使，和被他們拯救而重獲新生的生命故事*．取自 http://pansci.asia/archives/91174

參考文獻

財團法人器官捐贈移植登錄中心（無日期）．*設立緣由*．取自 http://www.torsc.org.tw/docDetail.jsp?uid=15&pid=7&doc_id=911&rn=-2046645737

蔣維倫（2015，12 月 30 日）．*那些捐贈器官的大愛天使，和被他們拯救而重獲新生的生命故事*．取自 http://pansci.asia/archives/91174

衛生福利部疾病管制署（2012，5 月 17 日）．*刑法裁處*．取自 http://www.cdc.gov.tw/lawinfo.aspx?treeid=5ff75185b74d8265&nowtreeid=bededb1a84fd0746&tid=8590380592469F2F

關鍵評論網（2017，10 月 7 日）．*破除 4 大爭議，台灣將成為亞洲第一開放「無心跳器捐」國家*．取自 http://news.ltn.com.tw/news/world/breakingnews/1881769

Yahoo 奇摩知識+（無日期）．*請教計算親等達人*．取自 https://tw.answers.yahoo.com/question/index?qid=20100715000010KK01923

附錄　衛生福利部「器官捐贈同意書」

僅供器官捐贈
意願表達使用

器官捐贈同意書

本人瞭解醫療有其極限，而愛心可以延續，並經閱讀、知悉後列說明後，願意簽署器官捐贈同意書，於生命之盡頭，捐贈可用器官，讓其他需要的病人能因此而獲得重生機會。

簽署人：______（敬請正楷書寫）　　　簽署日期：民國____年____月____日

國民身分證統一編號：________________　出生日期：民國____年____月____日

聯絡電話：____________　聯絡地址：____________________________________

法定代理人（簽署人未滿 20 歲方須填寫）：______（敬請法定代理人正楷書寫）

法定代理人國民身分證統一編號（簽署人未滿 20 歲方須填寫）：______________

本人□希望□不希望獲得器官捐贈同意卡。　卡號：______（工作人員填寫）

簽署的原因：____

給家人的話：____

願意捐贈器官（組織）項目：（可複選）

□全部捐贈；□心臟；□肺臟；□肝臟；□胰臟；□腎臟

□小腸；□眼角膜；□皮膚；□骨骼；□心瓣膜；□血管

....

說明事項：

一、依人體器官移植條例之規定，器官捐贈必須為無償之行為，且器官之摘取，應於病人之診治醫師判定死亡後為之（含腦死判定）。如病人為非病死或疑似為非病死者，必須於依法相驗完畢後，且經檢察官認無繼續勘驗之必要後，才能施行。

二、另依人體器官移植條例第六條之規定，醫師自往生者遺體摘取器官以供移植，須符合下列規定之一：

(1) 往生者生前以書面（如本同意書）或遺囑同意。

(2) 往生者最近親屬以書面同意。

三、您簽署的器官捐贈同意書，將依人體器官移植條例第六條規定，加註於健保卡並掃描存檔於行政院衛生署安寧療護及器官捐贈意願資訊系統；如醫院、醫師遇有病人經診斷其病情於近期內進行至死亡已不可避免，且該病人無法清楚表達意識之情況下，將以此作為決定器官捐贈之依循，並可讓家屬充分瞭解病人生前之意願。醫院、醫師絕不會因知悉此捐贈意願而不施予必要治療。

四、捐贈者如患無法控制的感染性疾病，如後天免疫缺乏症候群（Acquired ImmunodeficiencySyndrome，AIDS；俗名「愛滋病」）、庫賈氏病（Creutzfeldt-Jakob Disease，CJD）…等等，為避免因器官移植而傳染給受贈者，醫院、醫師得不接受病人之器官捐贈。

五、您所表達之器官捐贈意願，可隨時查詢或撤回。如欲查詢或撤回該意願，可聯絡下列單位協助處理：衛生福利部安寧療護及器官捐贈意願資料處理小組，電話：02-23582186。

六、本資料僅供器官捐贈意願表達使用，將依個人資料保護法，善盡保密之責任。

……………………………………………………………………

希望您能提供下列訊息，作為本中心辦理器官捐贈宣導之參考：

教育程度：□國中及以下□高中/高職□大學/專科□研究所以上

職業：□軍□公□教□商□技術及事務工作人員□家管□自由業□學生□其他

宗教：□無□佛教□道教□基督教□天主教□其他

器官捐贈訊息獲得之管道（可複選）：□醫院宣導□衛生機關宣導□捐血活動
□社團活動□報章雜誌□親朋好友□電視□網路□廣播□宣導單張□其他______

……………………………………………………………………

如您日後願意收到器官捐贈相關電子刊物，惠請提供電子郵件信箱。

電子郵件信箱：____

資料來源：衛生福利部（無日期）．*器官捐贈同意書*．取自 https://hpcod.mohw.gov.tw/HospWeb/download_doc/下載_器官捐贈同意書（空白）

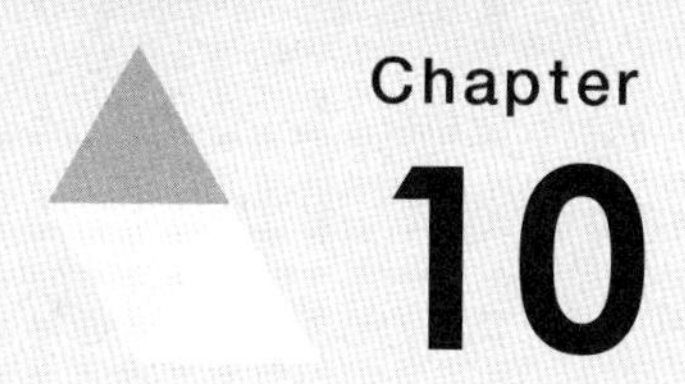

Chapter

10

人工流產的法律與倫理

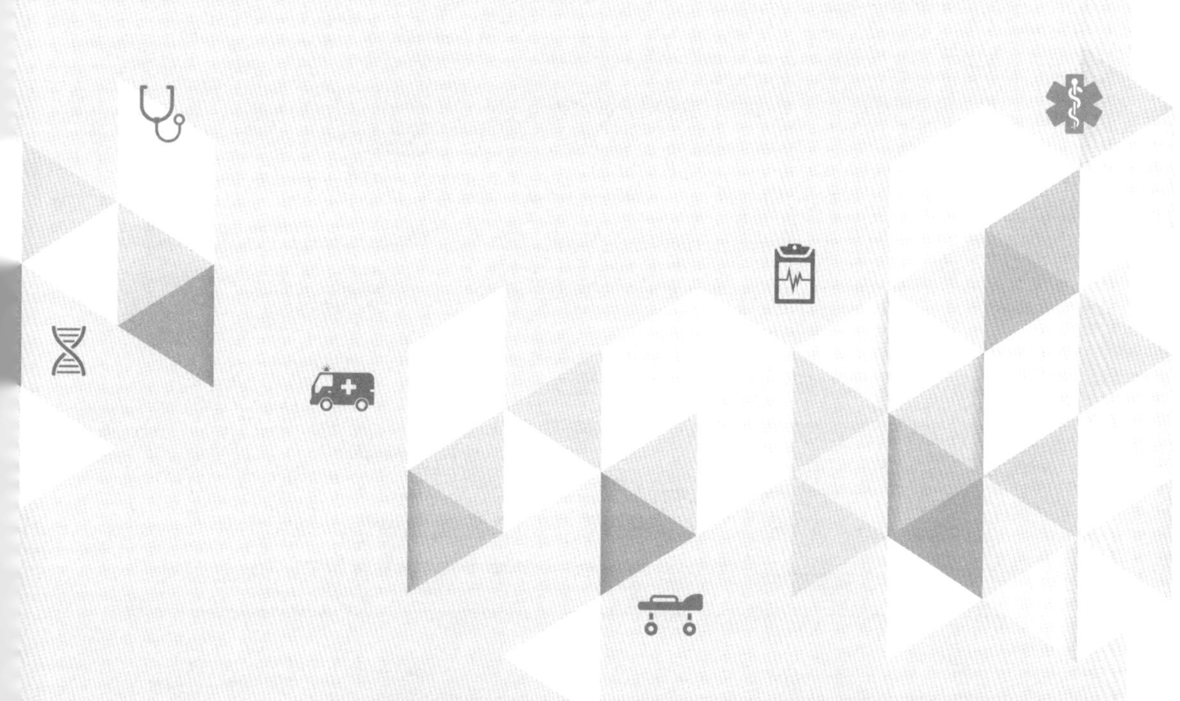

前言

大多數的民眾皆認為「婦女墮胎」是在優生保健法實施後才受到重視及保障。其實並不然，中國民國憲法指出「國家為奠定民族生存發展之基礎，應保護母性，並實施婦女、兒童福利政策。」憲法增修條文也指出「國家應維護婦女之人格尊嚴，保障婦女之人身安全，消除性別歧視，促進兩性地位之平等。」這些條文都概括提及保護婦女及婦女的平等權，並實施婦女福利政策，但均未提及婦女墮胎權及胎兒生命權的細節。所以我國政府便於民國七十四年的時候頒布施行優生保健法，其主旨為提高人口素質，保護母體健康及增進家庭幸福。

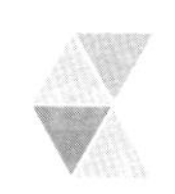

第一節　健康保護與生育調節

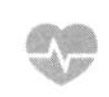

有人指稱優生保健法是一項墮胎法，其實這是一種錯誤的觀念，因為本法內容基本上涵蓋健康保護及生育調節、人工流產及結紮手術，本法第一條稱實施優生保健，提高人口素質，保護母子健康及增進家庭幸福，特制定本法。因此，人工流產只是優生保健業務的一環，它並不代表制定並施行優生保健法的全部精義。一個衛生單位執行優生保健法時，其業務應包含實施健康保護措施，與人工結紮和流產。人工結紮與流產的業務常常涉及攸關生命的倫理問題，因此造成優生保健法頻遭爭議，甚至被加以否定。

一、必要時須實行健康保護

▲ 優生保健法規定當有下列情形發生，民眾依法必須接受一般性的與婚前的檢查

1. 疑似罹患有礙優生之遺傳性、傳染性疾病或精神疾病者。其範圍包括：
   (1) 足以影響胎兒正常發育者，如患苯酮尿症或德國麻疹之孕婦等。
   (2) 無能力照顧嬰兒者，如患重度智能不足或精神分裂症之男女等。
   (3) 可將異常染色體或基因傳至後代者，如患唐氏症之婦女或亨汀頓氏舞蹈症之男女等。
2. 本人之四親等以內血親罹患有礙優生之遺傳性疾病者。
3. 疑罹患有應施行健康檢查之疾病者。

案例分享

趙先生與趙太太結婚多年，夫妻兩人健康情形良好，年近 35 歲生下第一個寶寶，發現罹患唐氏症，愛孩子心切的趙先生與太太仍然盡心照顧孩子。3 年後趙太太懷了第二胎，此時夫妻二人心中忐忑不安，故到醫院進行第一次產前檢查時，與醫師討論是否要保留腹中的胎兒。

▲ 一般性的健康檢查及婚前健康檢查

1. 個人基本資料

本人職業史、配偶職業史、長期使用特殊藥物之經過、吸菸史、飲酒史、家族遺傳疾病史等。

2. 一般健康檢查

身高、體重之測量、視力、色盲之鑑定、內外科一般健診、胸部 X 光檢查、驗血、驗尿、過去病史、以往之懷孕、分娩史及小孩出生時情況。

3. 遺傳性疾病檢查

(1) 家族疾病史問診。

(2) 染色體、基因、生化檢驗。

4. 傳染性疾病檢查

(1) 一般檢查：包括結核病、梅毒、淋病、肝炎、疱疹及其他濾過性病毒等。

(2) 懷孕者檢查：除一般檢查外，並應檢查德國麻疹。

5. 精神疾病檢查

(1) 臨床精神科檢查。

(2) 心理測驗。

(3) 腦波檢查。

(4) 遺傳性精神疾病之檢查，照遺傳性疾病檢查之檢查項目。

施行細則指出各級公立醫療保健機構及私立醫院診所，應辦理健康及婚前檢查有關業務之門診，並製作個案紀錄，對需要施行健康或婚前檢查者，勸導其接受檢查，發現有疾病者，勸導其接受治療並給與生育調節指導。各級公立醫療保健機構及私立醫院診所，必要時並得辦理家庭訪視及各種教育宣導。

小常識

婚前健康檢查的常見情形

婚前健康檢查是對於即將結婚或是結婚尚未懷孕之男女所設計的一系列健康檢查。優生保健法納入婚前健康檢查主要是，為發現未顯現的疾病隱藏因子，使男女雙方能夠進行防範於未然的生育規劃。此項立法的主旨以提升國家人口素質、增進家庭幸福、減少社會的疾病照護成本等等為考量，但是於現實的執行面卻常常出現爭議情形。

案例分享

張先生與林小姐交往三年，在談論訂婚與結婚事宜，張先生的父母堅持要等待婚前健康檢查的報告結果，才決定是否同意這項婚姻。林小姐本人願意接受婚前的健康檢查，但是反對讓第三者知道檢查結果，因為這是個人的隱私資料，在未合法結婚前，個人的隱私沒有必要揭露給第三者知情。

討論與分享

戴小姐的妹妹有心智能力不足的情形，當與交往七年的男友論及婚嫁時，戴小姐獨自一人前來醫院進行婚前檢查，同時要求於檢查病歷和結果上標註「未經本人許可，不得告知他人」。

說明：依照醫療倫理規範，當事人的自主權與隱私權應當予以尊重，醫事從業人員確實有恪守業務祕密的職責。優生保健法中僅要求醫師進行規勸或是勸導之責，並無強制性的規定或是罰則。因此、於婚前進行健康檢查只是鼓勵性質，檢查結果不能作為結婚與否的依據。此外、婚前健康檢查也不能代替產前檢查，所以婚前健康檢查不能保證懷孕生產的結果。

二、生育調節

此為各公私立衛生機構的當然業務，其範圍如下：

1. **生育調節服務及指導：**施行細則指出生育調節服務及指導，係指對生育年齡男女提供各種避孕方法、器材、藥品、結紮手術及不孕症之診治，但結紮手術以合於當事者之自願為限。
2. **孕前、產前、產期、產後衛生保健服務及指導：**係指對懷孕前、懷孕、分娩及產後之婦女，提供檢查、接生、營養及孕期衛生指導。

3. **嬰、幼兒健康服務及親職指導**：係指對未滿一歲之嬰兒及滿一歲至就學前之幼兒，提供健康檢查、預防接種、必要之診斷治療、營養及各項衛生指導。

討論與分享

陳先生氣喘吁吁地拖著 30 歲的女兒到醫院，請求醫師給予施行結紮手術，因為陳小姐經過檢測，被證實為低度心智功能不足者，為了避免意外懷孕的發生，故提出此請求。

試問：陳先生的請求符合優生保健法的規定嗎？

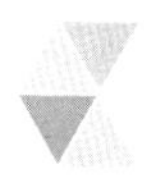

第二節 人工流產及結紮

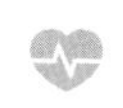

一、人工流產

所謂人工流產是指經醫學上認定胎兒在母體外不能自然保持其生命之期間內，以醫學技術，使胎兒及其附屬物排除於母體外之方法。

1. 在下列情形婦女可依個人意願選擇施行人工流產：懷孕婦女經診斷或證明有下列情事之一，得依其自願，施行人工流產：
   (1) 本人或其配偶患有礙優生之遺傳性、傳染性疾病或精神疾病者。與本項人工流產情事之認定，中央主管機關於必要時，得提經優生保健諮詢委員會研擬後，訂定標準公告之。
   (2) 本人或其配偶之四親等以內之血親患有礙優生之遺傳性疾病者。
   (3) 有醫學上理由，足以認定懷孕或分娩有招致生命危險或危害身體或精神健康者。
   (4) 有醫學上理由，足以認定胎兒有畸型發育之虞者。

(5) 因被強制性交、誘姦或與依法不得結婚者相姦而受孕者。

(6) 因懷孕或生產，將影響其心理健康或家庭生活者。

2. 婦女雖可在合於上述的情形中，依個人意願選擇以人工流產方式終止懷孕過程，但人工流產的實施有其時間及施行場地的考量，依本法施行細則條文規定：「人工流產應於妊娠二十四週內施行，但屬於醫療行為者，不在此限。妊娠十二週以內者，應於有施行人工流產醫師之醫院診所施行，逾十二週者，應於有施行人工流產醫師之醫院住院施行。」

3. 對於未婚之未成年人或禁治產人，依規定施行人工流產時，應得法定代理人之同意。

4. 醫師負有主動告知並勸導患者施行必要的人工流產：懷孕婦女施行產前檢查，醫師如發現有胎兒不正常者，應將實情告知本人或其配偶，而有施行人工流產之必要時，應勸其施行人工流產。

討論與分享

張小姐是位上班族的未婚女性，其與男友同居多年，一直使用避孕方法，但是張小姐於某天經過檢查後，確認自己已懷孕 8 周，在未告知男友的情形下，自己一個人前去某診所施行人工流產。

試問： 張小姐的行為有無牴觸優生保健法？為她施行人工流產的醫師有無牴觸優生保健法？除了優生保健法外，是否另有其他重要法條規範須遵守？

法律小常識一

除了優生保健法之外，在我國的刑法中亦有相關之罰則與條文，茲列舉如下：

1. 刑法 274 條有關母殺子女罪

母於生產時或甫生產後，殺其子女者，處六月以上五年以下有期徒刑。

法務部於 2017 年的最新修訂：現行刑法第 274 條規定，母親於生產時或剛生產後殺子女者，處六月以上五年以下有期徒刑；法務部考量，母親若是因被性侵害生下孩子，孩子有身心障礙或難以治療之疾，或母親因經濟困難而無力撫養孩子，對於這種母因「不得已因素」的事由，應放寬規定，因此增加要件限制為「母因不得已因素」生產後殺子女者才課刑事責任。

2. 刑法第二十四章墮胎罪

第 288 條　懷胎婦女服藥或以他法墮胎者，處六月以下有期徒刑、拘役或一百元以下罰金。

懷胎婦女聽從他人墮胎者，亦同。

因疾病或其他防止生命上危險之必要，而犯前二項之罪者，免除其刑。

第 289 條　受懷胎婦女之囑託或得其承諾，而使之墮胎者，處二年以下有期徒刑。

因而致婦女於死者，處六月以上五年以下有期徒刑。致重傷者，處三年以下有期徒刑。

第 290 條　意圖營利，而犯前條第一項之罪者，處六月以上五年以下有期徒刑，得併科五百元以下罰金。

因而致婦女於死者，處三年以上十年以下有期徒刑，得併科五百元以下罰金。致重傷者，處一年以上七年以下有期徒刑，得併科五百元以下罰金。

第 291 條　未受懷胎婦女之囑託或未得其承諾，而使之墮胎者，處一年以上七年以下有期徒刑。

因而致婦女於死者，處無期徒刑或七年以上有期徒刑。致重傷者，處三年以上十年以下有期徒刑。

第一項之未遂犯罰之。

第 292 條　以文字、圖畫或他法，公然介紹墮胎之方法或物品，或公然介紹自己或他人為墮胎之行為者，處一年以下有期徒刑、拘役或科或併科一千元以下罰金。

資料來源：聯合報（2017，3 月 26 日）．*刑法重大修正 重大犯罪追訴時效無限期*．取自 https://udn.com/news/story/2/2366784

法律小常識二

何謂禁治產？

禁治產是指禁止個人自己處分所擁有的財產。當一個人因為心神喪失或精神耗弱，而無能力處理自己的事務時，本人、配偶、最近親屬二人或檢察官可以向法院提出聲請。法院經過鑑定、判斷與相關程序，依照結果宣告禁治產，使當事人成為無行為能力人，而由監護人擔任法定代理人。

二、結紮手術

所謂結紮手術是指不除去生殖腺，以醫學技術將輸卵管或輸精管阻塞或切斷，而使停止生育之方法。

1. 已婚男女經配偶同意者，得依其自願，施行結紮手術。此項所定應得配偶同意，其配偶生死不明或無意識或精神錯亂者，不在此限。

2. 但經診斷或證明有下列情事之一，得逕依其自願行之：

   (1) 本人或其配偶患有礙優生之遺傳性、傳染性疾病或精神疾病者。

   (2) 本人或其配偶之四親等以內之血親患有礙優生之遺傳性疾病者。

   (3) 本人或其配偶懷孕或分娩，有危及母體健康之虞者。

   (4) 未婚男女有前項但書所定情事之一者，施行結紮手術，得依其自願行之；未婚之未成年人或受監護或輔助宣告之人，施行結紮手術，應得法定代理人或輔助人之同意。

3. 結紮手術必須經由衛生福利部所指定之合格醫師來執行，非經衛福部指定之醫師不得執行結紮手術。

4. 醫師發現患有礙優生之遺傳性、傳染性疾病或精神疾病者，應將實情告知患者或其法定代理人，並勸其接受治療。但對無法治療者，認為有施行結紮手術之必要時，應勸其施行結紮手術。

案例分享

林○○為年滿十八歲的未成年女性，被診斷有重度之心智障礙，父母親陪伴林女到醫院，請求代理同意切除子宮?

說明： 子宮為育齡婦女的重要器官，切除子宮將可使林女成為重度殘障，若非疾病醫療所必須，僅僅以預防懷孕，或是擔心林女無法自理生活為由，於倫理和法律的觀點都不被允許的。以優生保健法而言，切除子宮與本法所規定不符，因為優生保健法所指為生殖腺，並不包含子宮。

討論與分享

王太太與先生結婚多年，生育 4 個女兒，由於公公婆婆殷切期盼能有男孫，因此已經 48 歲的王太太再次第五次懷孕，身心俱疲的她與家人討論，希望此次生產後，無論生男或是生女，都希望接受結紮手術。

試問：此時誰的同意才有法律效力？

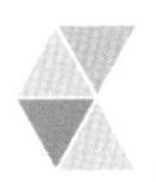

第三節　人工流產的倫理考量

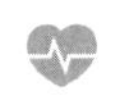

一般人常常以墮胎一詞為人工流產的代稱，無論是墮胎或是人工流產，都關係到胎兒與母體的生命與健康安全，以及諸多的倫理議題。

一、胎兒的人權

活於母親子宮內的胎兒是否為一個人，這是各方所爭執的關鍵問題。簡要而言有下列三種主張：

1. 母親子宮中的胎兒已經是一個有生命的人。
2. 母親子宮中的胎兒不具備完整人的特徵，所以不宜視為完全人。
3. 懷孕初期的胚胎的確不具備人的特徵，但是懷孕後期接近分娩的時刻，胎兒已經具備長成完全人的特徵。

採納第一種觀點者，人工流產是殺害生命的行為;第二種觀點者，認為人工流產不可與殺人罪相併論;第三種觀點則是以懷孕時間的長短為標準，不認為懷孕早期的人工流產是殺害一個人，但是懷孕的晚期則因為胎兒發展已經為小型的成人，所以人工流產無異是傷害一個生命個體。我國的法律精神和民間倫理價值觀較偏向第一種觀點。

二、胎兒的自主權

如果採納前面所述第一項與第三項觀點，基本上將胎兒以人的個體價值對待，那麼人工流產極可能傷害胎兒的自主權。換言之、母親與父親、醫療人員、與其他人士都沒有合法資格與權力，代替胎兒決定是否要降生於世界。可是、成長於母親體內的胎兒又無法自行表達其意願，執行所擁有的自主權，此時是否可將其視為暫時沒有自我行為能力者？若答案為肯定，則由誰代替胎兒行使自主權最恰當呢？這是一個沒有標準答案的難題。可是若同時考慮對胎兒的最大利益原則，那麼問題將比較好解決。

討論與分享

趙太太以 45 歲高齡懷了第一胎，經過羊膜穿刺檢查，發現腹中的寶寶可能罹患唐氏症，此時身邊的親戚朋友均有不同的建議和考慮，最後，趙太太在先生的支持下，同意接受人工流產手術。

試問：此項決定符合胎兒的自主權和最大利益原則嗎？

三、正常胎兒與畸形胎兒間的平等權

人工流產的適用性之一為當母親懷有畸形胎兒，或是父母親本身及親屬有遺傳性與傳染性疾病之可能性。這項法條基本上暗示正常胎兒的生命權，遠高於畸形或有遺傳疾病的胎兒，此等假設性的立場是否代表生命間的不平等權，換言之、教育程度的高低、職業別、收入差異、乃至性別等等，都可能造成個體間不平等的立足點。若是論及醫療倫理所強調的社會正義與公平的原則時，醫護者當以平等生命權的態度對待所有的個體，當然包括胎兒在內。

討論與分享

湯小姐的先生是獨子，婆婆為了能為夫家產下兒子，連生六個女兒之後，終於在第七次懷孕生下湯小姐的先生。因此、湯小姐於婚後的最大期待就是一舉得男，在接連生下大女兒和二女兒之後，第三次的懷孕是雙胞胎，婆婆於湯小姐生產時急急地等待，卻大失所望地獲知，又生下雙胞胎女兒。在身心煎熬的情形下，湯小姐又懷了第四胎，為了擔心再次產下女嬰，此時湯小姐請求醫師進行羊膜穿刺檢查確定胎兒的性別，若是所懷為女嬰，則希望選擇人工流產，因為自己的身心已經疲憊不堪，難以承擔由夫家而來的壓力。

試問：雖然優生保健法中允許因懷孕或生產，將影響其心理健康或家庭生活者，可進行人工流產，湯小姐的遭遇是否合於施行人工流產？

四、違反醫療的治病救人精神

如果胎兒被視為一個生命的個體，換句話說胎兒是一個「人」，那麼以人為的方式（亦即醫療）終止母體的懷孕過程，就是剝奪一個人的生命，如此而言，就違反醫療業務原本以醫病救命的目標，更是背離行善原則、追求服務對象最大利益的倫理規範，即使透過立法將墮胎合法化，並非意味毫無倫理疑慮。此外、某些具有宗教熱忱的醫事人員，也很可能因為宗教教義的堅持，而拒絕執行人工流產業務。

案例分享

基督教的聖經中，有一篇詩，詩人寫著：上帝啊，我未成形的身體，你的眼睛早已經看見了；你所定的歲月，我還沒有度過，都事先寫在你的冊子了。由此可知，基督教是相信胎兒就是人，具有生命的個體。

美國法界佛教總會台灣網站上有此表示：「眾生平等」是佛教教義中最基本的觀念；因此，佛教徒以護生、吃素來表達對一切有情生命的尊重。對於任何情況下受孕成胎便已存在的人類生命，佛教徒更是重視胎兒生存的權利。

資料來源：釋恆雲（2007，7月20日）．*從佛教徒觀點談墮胎*．取自 http://www.drbataipei.org/wisdom/219/wisdom219_5.htm

五、對女性身體的自主權影響

由女性身體的自主權討論人工流產的倫理問題時，可有下列兩種對立的主張：

1. 贊成女性具有主宰自己身體之權利者，認為婦女應該可被允許自行選擇懷孕權，所以要不要懷孕，與是否願意生育，都應該尊重婦女的自由意志。
2. 反對墮胎者認為，母親的身分是女性與生就有的必然角色，在非不得以的情形下，這份權利都不應該被剝奪，也不應該經過選擇而決定。

以上兩種觀點都不完全錯誤，應該依環境與事件而定，但是兩者都提及女性對身體的自主權，若是加上醫療倫理的社會公益原則，及行善原則，考量許多個案的特殊性，便能達成何者為最佳處理方式的共識。

討論與分享

李太太自小便罹患有先天性的糖尿病，一直以飲食控制，並合併胰島素的治療，30 歲時與李先生結婚，遲遲未見懷孕，婚後 5 年終於有了喜訊，懷孕後於醫院第一次產前門診時，醫師詳加解說可能發生的情形，對於胎兒和母體的影響等等。

試問：此時李太太應該選擇繼續懷孕並產下孩子，或是以人工流產終止懷孕？

六、可杜絕密醫墮胎的情形

以良善的人性倫理面，父母保護尚無自主能力的子女，是自然的義務與責任，但是許多事實狀況中，父母無法或是拒絕履行此項責任與義務時，當然就違反倫理的規範，難以避免也會觸犯法律的情形，墮胎就是其中一列。

於民國 74 年 1 月 1 日優生保健法生效之前，以人為方式終止自然的懷孕過程，亦即俗稱的墮胎便已經非常普遍，礙於法律的規定，合格的醫師不願意為之。許多的當事人也因為隱私性，多尋求不具資格的醫師(亦即密醫)行之，所衍生的後遺症和傷害均由當事人自行承擔。造成極高的社會成本且損傷母體的健康，間接影響日後的家庭幸福，因此、支持人工流產合法化者認為，既然無法阻止墮胎的情形發生，與其私下尋求密醫，造成難以彌補的後遺症，不如公開合法地由專科醫師執行，至少能夠保證醫療照護的品質。

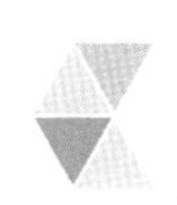

結語

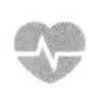

優生保健法的立法宗旨乃本於良善原則，但是所涉及人工流產的範疇，是充滿爭議的主題。雖然胎兒的人權須受到保障和重視，母體的安全和福祉也很重要，當兩者之間必須擇其一時，問題就出現了。醫事專業人員追求服務對象的最大利益，尊重他們的自主性，並追求社會的公平和正義，在這些不變的法則下，服務對象的個人動機應該是評斷事務的關鍵。迫於無奈的人工流產實在情由可憫，但是為個人之私，濫用人工流產的法律效力，於法和於倫理均有可議之處。

討論與分享

雷曉蕾是國三的學生，發現自己的生理週期似乎不正常，也同時感到好像越來越胖了，學校的導師也察覺到異狀，利用周會時間與曉蕾有私下談話，了解事情的發生後，決定進行家庭訪問，和曉蕾的父母親商量如何做適當的處置。透過導師的聯繫，告知男同學的家長，雙方家長認為兩個國中生怎可能具有撫養孩子的能力，而且會影響未來兩人的前途與婚姻，所以決定進行人工流產。

試問：雷曉蕾的情況可以依法進行人工流產嗎？

參考文獻

聯合報（2017，3 月 26 日）·*刑法重大修正 重大犯罪追訴時效無限期*·取自https://udn.com/news/story/2/2366784

釋恆雲（2007，7 月 20 日）·*從佛教徒觀點談墮胎*·取自 http://www.drbataipei.org/wisdom/219/wisdom219_5.htm

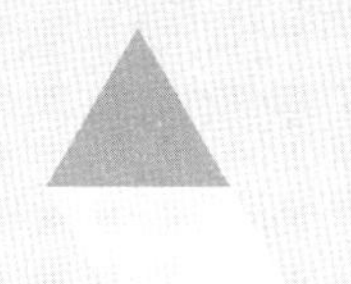

Chapter

11

人工生殖法與倫理

第一節　人工生殖法的意義

第二節　人工生殖的實施條件

第三節　生殖細胞與胚胎之保護

第四節　人工生殖的途徑

第五節　人工生殖的倫理考量

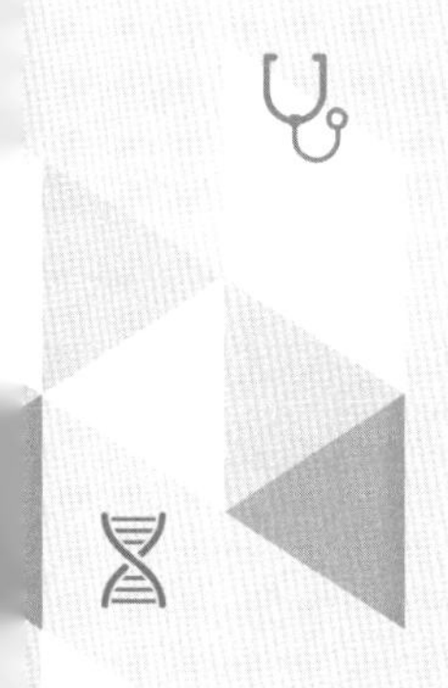

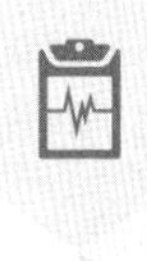

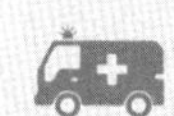

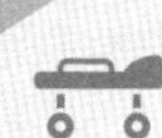

前言

1978 年英國誕生第一位試管嬰兒，臺灣第一位試管嬰兒在 1985 年出生，從此各種人工生殖技術迅速發展，由體內受精、體外受精、胚胎移植到代理孕母等各種人工生殖方法因應而生，解決無數夫妻不能生育之問題。為確保人工生殖技術正確使用，以免造成社會與法律秩序之混亂，各國莫不對於人工生殖技術以立法加以規範。我國於民國七十八年公布有「人工生殖技術倫理指導綱領」，繼而於民國八十三年進一步立法「人工生殖技術管理辦法」，作為解決問題之準據。惟上述兩者規定均屬職權命令或行政規則，性質上不宜涉及人民之權利義務相關事項，既無法保障受術夫妻及人工生殖子女之權益，也不能充分規範人工生殖技術之施行，因此，於九十六年立法院通過「人工生殖法」，但有關人工生殖之議題仍然受到許多的關注與爭議。

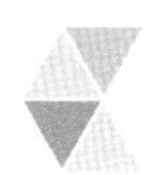

第一節 人工生殖法的意義

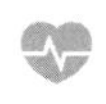

1. 人工生殖法中定義人工生殖為，利用生殖醫學之協助，以非性交之人工方法達到受孕生育目的之技術。
2. 制定人工生殖法的目的：為健全人工生殖之發展，保障不孕夫妻，人工生殖子女與捐贈人之權益，維護國民之倫理及健康。
3. 人工生殖法規定不可有下列情形發生：
   (1) 使用專供研究用途之生殖細胞或胚胎。所謂胚胎是指受精卵分裂未逾八週者。
   (2) 以無性生殖方式為之：指非經由精子及卵子之結合，而利用單一體細胞培養產生後代之技術。
   (3) 選擇胚胎性別。但因遺傳疾病之原因，不在此限。
   (4) 精卵互贈：指二對受術夫妻約定，以一方夫之精子及他方妻之卵子結合，使各方之妻受胎之情形。
   (5) 使用培育超過七日之胚胎。
   (6) 每次植入五個以上胚胎。
   (7) 使用混合精液。
   (8) 使用境外輸入之捐贈生殖細胞。

討論與分享

50 歲的賴先生是位成功的珠寶生意商，與妻子年齡相差 8 歲。身為家中的長子，又是家族的長孫，父母與親友殷殷期待賴先生能生下一男半女。夫妻雙方經過各項檢查，結果都證明兩人身心健康良好，沒有合理的原因可以解釋多年不孕的情形。在友人的介紹下，前往某醫學中心接受試管嬰兒，以夫妻本身的生殖細胞在體外受精，將胚胎植入妻子的子宮，歷經順利懷孕與分娩，產下健康的男寶寶。

試問：賴先生的情形適用於人工生殖法嗎？

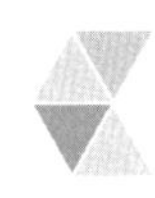

第二節　人工生殖的實施條件

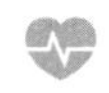

人工生殖法的適用對象是不孕夫妻，當配偶任何一方無法具備健康的精子或卵子時，便需藉由捐贈者所提供的精子或卵子方能達到生殖的目的。換言之、夫妻倆人中必須有一人擁有健康之生殖細胞，所以可分為由捐贈者提供卵子或由捐贈者提供精子。除此之外，尚需符合列的條件：

1. 捐贈者與受術夫妻的一般心理及生理狀況良好、本人與四親等以內的血親沒有遺傳性疾病紀錄、沒有不利生育健康之遺傳性疾病或傳染性疾病。

2. 捐贈人須符合下列情形者：
   (1) 男性二十歲以上，未滿五十歲；女性二十歲以上，未滿四十歲。
   (2) 捐贈者依規定實施檢查及評估之結果，適合捐贈。
   (3) 以無償方式捐贈，但是受術夫妻在主管機關所定金額或價額內，得委請人工生殖機構提供營養費或營養品予捐贈人，或負擔其必要之檢查、醫療、工時損失及交通費用。
   (4) 捐贈者未曾捐贈過，或是曾捐贈而未活產且未儲存。人工生殖機構應向主管機關查核捐贈者的相關紀錄，於獲得正式核覆前，不得使用。
   (5) 生殖細胞經捐贈後，捐贈人不得請求返還。但捐贈人捐贈後，經醫師診斷或證明有生育功能障礙者，得請求返還未經銷毀之生殖細胞。

3. 精卵捐贈之人工生殖，不得作為直系血親、直系姻親、四親等內之旁系血親等親屬間之精子與卵子的結合。

4. 醫療機構實施人工生殖，不得應受術夫妻要求，使用特定人捐贈之生殖細胞；接受捐贈生殖細胞，不得應捐贈人要求，用於特定之受術夫妻。

5. 醫療機構應提供捐贈人之種族、膚色及血型資料，供受術夫妻參考。

討論與分享

許太太有一位同卵雙生的妹妹，由於結婚多年一直未能懷孕，經過檢查是因卵巢囊腫所致，無法有成熟的卵子，為了能為夫家傳宗接代，王太太想到可以向未婚的雙胞胎妹妹取得卵子，認為雙方既有血緣關係，又能確保卵子的品質，此舉真是萬全之策。

試問：許太太的計畫合於人工生殖法的規定嗎？

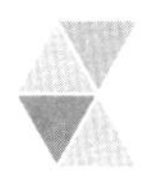

第三節　生殖細胞與胚胎之保護

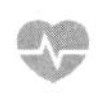

1. 捐贈之生殖細胞有下列情形之一者，人工生殖機構應予銷毀：
   (1) 提供受術夫妻完成活產一次。
   (2) 保存逾十年。
   (3) 捐贈後發現不適於人工生殖之使用。

2. 受術夫妻之生殖細胞有下列情形之一者，人工生殖機構應予銷毀：
   (1) 生殖細胞提供者要求銷毀。
   (2) 生殖細胞提供者死亡。
   (3) 保存逾十年。但經生殖細胞提供者之書面同意，得依其同意延長期限保存。

3. 受術夫妻為實施人工生殖形成之胚胎，有下列情形之一者，人工生殖機構應予銷毀：
   (1) 受術夫妻婚姻無效、撤銷、離婚或一方死亡。
   (2) 保存逾十年。
   (3) 受術夫妻放棄施行人工生殖。
4. 人工生殖機構歇業時，其所保存之生殖細胞或胚胎應予銷毀。但經捐贈人書面同意，其所捐贈之生殖細胞，得轉贈其他人工生殖機構；受術夫妻之生殖細胞或胚胎，經受術夫妻書面同意，得轉其他人工生殖機構繼續保存。
5. 前四項應予銷毀之生殖細胞及胚胎，經捐贈人或受術夫妻書面同意，並報經主管機關核准者，得提供研究使用。

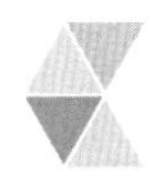

第四節 人工生殖的途徑

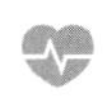

人工生殖可以下列方式實施：

1. **以捐贈者精液所進行的人工受精**：採用第三者的精液注入妻子子宮內的受精方式。
2. **以試管進行受精**：
   (1) 以捐贈者精液所進行之試管嬰兒：此種以捐贈者精液和妻子之卵，在培養皿中受精，然後將分裂之胚胎植入妻子子宮內所生之嬰兒。
   (2) 以捐贈者卵子所進行之試管嬰兒：以丈夫精液和捐贈者之卵，在培養皿中受精，然後將分裂之胚胎植入妻子子宮內所生之嬰兒。

3. 需藉助他人子宮（代理孕母）。

前二項的協助生殖情形的合法性必須建立在妻子具有健全功能且可孕育下一代的子宮。當妻子缺乏功能健全的子宮時，即使配偶雙方擁有健康的精子及卵子，仍無法在自然情況下生產下一代，此時便需藉由另一女性的子宮，出借子宮為他人懷孕生子之女性稱為孕母，此分為兩種形式：

(1) 借腹孕母：丈夫之精子與妻之卵子在妻體外或體內受精後，將分裂之胚胎移植入第三女性子宮著床、發育後分娩。以此法孕育出生的孩子，與孕母並沒有血緣關係。

(2) 替代孕母：夫之精子注入第三女性之體內，與其卵子受精，並由其分娩，但由夫妻做子女之父母。以此法孕育出生的孩子，與孕母具有血緣關係。

我國的人工生殖法不贊成借腹生子的代理孕母，因為人工生殖法的基本精神是，妻子必須能以其子宮孕育生產下一代時，夫妻方可藉助人工生殖法獲得子女。該法也明文要求醫療機構於受術妻懷孕後，應建議其接受例行之產前檢查並視需要建議受術夫妻接受產前遺傳診斷。所以對於子宮無法孕育胎兒的婦女，現階段的人工生殖法不能給予任何的幫助。

案例分享一

於 2017 年 2 月 19 日聯合報中，有一則報導如下，可供參酌：

新聞標題：沒子宮的她：想有自己小孩 真的好難

刊載內容： 江慧珺／台北報導

卅二歲的黃小姐在青春期時，月經沒來，但就醫檢查卻說一切正常，直到步入婚姻前做侵入式檢查，才赫然發現自己先天子宮發育不良無法懷孕，當時她以為找代理孕母很容易，實際著手才發現，一切不如想像中簡單。黃小姐回憶，過去十多年來歷經無數次看診時月經周期寫不出來的尷尬，但醫師診斷她卵巢正常，於是抱有一絲擁有自己孩子的希望。黃小姐透露，婚前求診婦產科，當時醫師評估到國外代理孕母約三百萬元，殊不知婚後再去求診，醫師告知泰國已明令禁止，必須到美國、印度或其他國家，費用大幅提高，加上語言能力不通，網路盛傳大陸也可找代理孕母，但不知是真是假，讓她不敢行動，內心相當徬徨。為了不讓公婆擔心，黃小姐夫妻倆至今沒讓兩老知道不孕實情，心想著兩人一起努力克服困難，但隨著身邊朋友孩子陸續出生，外界壓力也愈來愈大；甚至有時夫妻吵架，都會懷疑是否是因自己不孕造成。

「想要有自己的小孩，真的好難！」卅一歲的林小姐七年前發現自己罹患子宮頸癌，面臨「要小孩還是要命」的抉擇，最後在醫師建議下拿掉子宮；很喜歡小孩的她，一有機會就幫朋友或家人帶小孩，但終究不是自己的孩子。如今林小姐想與交往多年的男友共組家庭，雖然有認養管道，但她認為自己的卵巢仍正常，仍盼能夠拚個親生孩子；她坦言，有閨密願意幫忙代孕，但人情債難還，希望能有合法的管道申請代理孕母。

案例分享二

於 2017 年 2 月 19 日聯合報中，有一則報導如下，可供參酌：

新聞標題：代理孕母討論 20 年　立法有譜嗎？

刊載內容：　江慧珺、黃安琪、魏忻忻／台北報導

我國從民國八十五年草擬代理孕母立法，歷經二次公民會議討論，105 年 8 月衛福部最新版本法案對於委託夫妻資格、代孕者權益等，有更清楚的規範。根據衛福部提出草案，夫妻委託代孕生殖者，除符合檢查及評估適合接受人工生殖及夫妻一方具有健康的生殖細胞外，至少一人應具有中華民國國籍、以及符合妻無子宮、妻因子宮、免疫疾病或其它事實難以孕育子女、妻因懷孕或分娩有嚴重危及生命之虞三大要件之一。

代孕者方面，須接受生心理及社會評估，其配偶也須生理檢查外，亦限制必須設籍在台灣、有生產經驗的成年女性，而代孕應為無償，僅給予非工作報酬的必要費用，避免弱勢族群遭非法居留台灣從事代孕工作；另也援引國外經驗與研究，規定成功代孕次數以兩次為限。草案也明定，代理孕母所生子女視為委託受術夫妻的婚生子女，且代理孕母對代孕子女有探視權，實施方式與期限由三方約定。此外，仲介代孕服務機構以財團法人或公益社團法人為限，協助代孕契約簽訂與相關服務，可酌收必要費用。

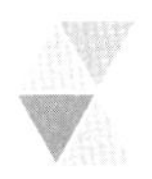

第五節　人工生殖的倫理考量

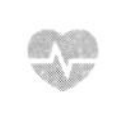

一、代理孕母的爭議

基本上我國的人工生殖法無法完全解決有生育難題的夫妻困境，特別當妻子的子宮無法孕育胎兒時，尋找具正常功能子宮的孕母便是唯一的選項，即使欠缺法律的支持，當事人依然嘗試進行。所衍生的倫理問題如下：

(一) 代理孕母難免商業化

生育本是夫妻間非常自然又美好的結果，由別的女性代替妻子生育，是不得已的抉擇，會尋求代理孕母的夫妻常是具有強烈需求子嗣的期盼，此時很容易為求一子（一女）而成為他人的圖利對象，即使未來可以透過法律的訂定，規範此項行為的營利和求利傾向，但是難以避免商業化的趨勢。在商業化趨勢，代理孕母的功能猶如生產工具般，懷孕過程好比產品的生產線，而嬰兒就似乎為最終產品，此時、以人性尊嚴與價值而論，代理孕母是否有去人性化的憂慮？

討論與分享

失業的李小姐無意間被朋友介紹，只要出借自己的子宮，便可衣食無缺至少十個月，而且另有報酬費，若是產下所期待的嬰兒性別，則有紅包獎賞。對於每個月工作只有 3 萬多元的收入，目前又面對失業，看著眼前的帳單，需要付的房租費，最後就點頭答應了。

試問：代理孕母的動機是甚麼？受術夫妻的動機又是甚麼？

（二）親子關係的確認

若是以替代孕母孕育生產孩子，孩子與孕母具有血緣關係，以民法所規定的親子關係，非婚生子女與母親的親子關係無須經過法定的認領過程，換言之、嬰兒的母親是那位經過產程分娩出新生兒的婦女，何況分娩的婦女與新生兒具有遺傳上的血緣關係。此種親子關係實難以任何法律條文加以阻止或是規範，即使未來擬定代理孕母的合法化法規，只怕也無法釐清此種複雜性的親子關係。

即使代理孕母與委託的夫妻間有擬訂契約，但是經過懷胎十月，歷經艱辛產程所生下的孩子，在生產後馬上被委託者所抱走，除非孕母本身非常接受與認定此乃我與受託人間的契約行為，否則所伴隨的親情相連將延續一生一世，甚至衍生難以想像的困境。

討論與分享

一位基於好奇心的年輕女士，透過中間人的安排，與某成功企業家與妻子簽訂合約，進行出借子宮的交易。此位女士初期仍然清楚自己的角色，委託人也依約提供所承諾的所有條件，甚至偶時透過電話關心懷孕情形等等。但是隨著腹部隆起，感受到胎兒的跳動，產檢時超音波的影像，該女子對於腹中的寶寶開始產生母子連心的感受，甚至忘卻自已只是受人之託而懷孕，對於委託夫妻的關懷也開始感到壓力，甚至躲避電話和中間人的接觸。越接近產期，該女士的心情越沉重，最後就自行委請律師出面調解此事。

試問：當該女士順利生產後，出生證明的生母應該是誰？

法律小常識

民法所稱的父母與子女的關係

民法所指之親子關係簡介如下:

1. 夫妻由婚姻關係受胎而生子女，此為生父母與子女的關係。
2. 非婚生子女可因其生父母之結婚而成婚生子女，或非婚生子女若經其生父認領者，亦可視為婚生子女，非婚生子女與其生母的關係勿須認領。所謂的非婚生子女是指從受胎到出生時，其生父母皆無婚姻關係之子女。

（三）子宮出借的工具化

所有的代理孕母問題都是源於，受術夫妻因為妻子的子宮無法正常地孕育胎兒，所以需要借用另一位婦女的子宮。基本上這是一項商業行為外，有違反對於重大器官的擁有權與自主權之慮，而出借子宮為他人孕育子嗣形同放棄上訴的兩項權利，即使是出自個人意願，但是仍然有可議之處，我國的法律嚴禁器官買賣，出借子宮在某種形式上，可視為器官買賣之一。此外、子宮的重要功能是延續育生命，一種世代繁衍與親情血肉關係的建立，出借的子宮就失去這項神聖的價值，被貶抑為商業化的工具，原有的十月懷胎的母子連心之說，當然也不可能存在。

（四）受術夫妻的痛苦

儘管代理孕母在世界各地都仍然存在某種程度的爭議性，美國的加州目前是最開放代理孕母的地方，甚至有女性以從事代理孕母為職業，認為這是一項助人為快樂之本的善事，因為可以幫助無法孕育孩子的夫妻達成心中的願望，同時也可以為家中的經濟開源。加州的合法化代理孕母吸引許多，難以在自己的國家實現願望的受術夫妻前往尋求幫助。但是加州也較少執行由孕母出借子宮的同時，又提供自己的生殖細胞，因為很容易產生胎兒出生後的監護權爭議。此外加州的法律基本上規定，因生產此孩子的婦女就是孩子的母親，所以在僱請代理孕母前，必須由律師向法院申請產前證明文件，使受術夫妻可以名正言順地成為合法的父母親，否則只能透過認養的法律程序。由此可知，即使孕母合法化的加州，尋求代理孕母的夫妻仍然需要完成重重手續後，等待懷胎過程的成果，當然也需付出必要的報酬，如此艱辛的情形，受術夫妻自然承受許多身心煎熬與財務花費，當大眾在討論代理孕母的各項可能爭議時，受術夫妻的痛苦是應該被體諒的。

法律小常識

有條件的合法代理孕母

加州雖然合法化代理孕母，但是醫療機構仍然需要瞭解當事人尋求代理孕母的原因，只是審核過程比較沒有過度嚴格，例如：因為高齡導致懷孕流產機率增加，因為其他疾病而增加懷孕過程的痛苦，子宮中腫瘤，或是經過醫師證明懷孕會危及母體的生命安全等等，都可以很容易獲得批准。

（五）兒童的人權與福利

代理孕母是人工生殖的行為之一，目的為配偶雙方期待擁有自己的兒女，但是卻無法以自然的過程達成所願，故此採取人為的途徑完成生育子女的願望，所以、整個代理孕母的產生並未著眼在兒童的人權及福利上。雖然、兒童在法律的權益由監護人或法定代理人代為執行，但是、仍然必須本於善良的原則和保護的心態為兒童謀求最大益處。當透過代理孕母產出下一代，成為夫妻不得已的選項時，如何保障胎兒在良好的情境下被孕育、在順利的分娩過程中誕生、在適當的環境中受撫養而成長，等等相關的細節都應該被妥善安排。

案例分享

孫小姐在 25 歲時便結婚，為了衝刺事業的發展，未顧慮到身心健康對於生育的影響，曾有 2 次的懷孕，但皆以流產結束，年輕時沒有警覺潛在性的問題，直到 35 歲開始希望能夠有自己的孩子，卻一直無法如願，聽到朋友談到可以到國外尋求代理孕母的協助，孫小姐與先生抱著姑且一試的心情接受朋友的建議。為了確保成功的機率，醫師一次植入 3 個受精卵進入代理孕母的子宮內，又為了確保胎兒成長良好，所以決定動手術取走其中的一個，僅保留兩個較成熟的胚胎。此時的倫理爭議是：透過代理孕母以人工生殖受孕的胎兒，又被以人工流產的方式墮胎，胎兒的人權和最佳利益皆受到傷害。

二、代理孕母的醫療倫理

當代理孕母商業化後，面對受術夫妻與孕母之間，醫療機構與執業人員的倫理原則該如何持守。正常的夫妻間受孕生子時，母子均安和父親陪產等等，都是非常歡樂的情形，但是由代理孕母分娩時，當然依舊要生產者與新生兒均安，可是此時就不宜說是母子均安了，因為生產者不是母親本人，這是讓人很困惑的情形。若是產程發生不順利的現象時，醫師必定是追求生產者與新生兒的最大利益，並非受術夫妻的最大利益，但若與受術夫妻的期待不一致時，衝突的意見是難免的現象，醫護工作人員該如何面對？

討論與分享

黎先生與太太結婚十年，雖曾 3 次懷孕，但都發生流產，經過檢查發現，黎太太的子宮過小又畸形，難以順利懷孕過程，所以透過友人介紹，以高價尋得一位合宜的 30 歲未婚女性做為代理孕母，但是生產時因為胎位不正，無法順利產下孩子，此時黎太太苦苦地請求醫師要保住孩子。

試問：醫師於此時應該以誰的最大利益為考量？

三、人工生殖子女欠缺親情的保障

人工生殖法中明訂，受術夫妻雙方經對方同意後，與他人捐贈之生殖細胞所生子女，視為婚生子女。但是任何一方能證明係受詐欺或脅迫下才表示同意，得於發現被詐欺或被脅迫終止後六個月內提起否認之訴。此外、於妻受胎後，如發現有婚姻撤銷或無效的情形時，其分娩所生子女，視為受術夫妻之婚生子女。上述條文僅僅保障人工生殖的子女之法定婚生子女的地位，但是難以確保能享有真正的家庭幸福與父母親關愛。特別是受術夫妻婚姻無效或是撤銷時，等同婚生子女的法定身分當僅維護法定權利而已。設若有涉及詐欺與脅迫之嫌，才獲得接受人工生殖法之機會，所誕生的孩子如何確保能在健全又被關懷的環境中成長呢？

討論與分享

王小弟是父親的精子與女性捐贈人的生殖細胞所發展的胚胎，然後在母親的子宮內成長，經過產程分娩而出。某次在父母親爭吵的時候，王太太脫口說出「這是你的孩子，不是我的，你自己照顧」等等一連串憤怒之言，王小弟心中疑惑想著「我為什麼不是媽媽的孩子？」

試問： 從兒童心理健康角度而言，人工生殖子女應當給予心理上的建設與解釋，但是會違反保密原則嗎？會違反誠實原則嗎？

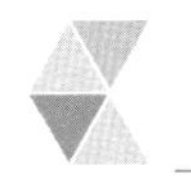

結 語

繁衍後代是人類的基本人權和本能，傳宗接代更是我國的重要家庭倫理，當難以自然的方法達成此目的時，借助人工生殖是不可避免的發展，即使會衍生許多爭議，或是後遺症，這是無可能迴避的議題。即使透過立法和再修法，或是增訂新法等等，都不可能完全徹底解決這個難題。寄以同理心了解受術夫妻的艱難，盡力給予協助，並要以完全的愛心迎接人工生殖寶寶，使其自然活潑地成長，以和諧的心態面對這項沒有對與錯的選擇。

案例分享

張經理與太太結婚已三年，第一年還是新婚的甜蜜，親友相聚時友都談談夫妻相處之道。婚後第二年時，朋友聚餐也僅僅拍拍肩膀，說笑地要鼓勵增產報國，夫妻二人也在談笑中承諾會努力。隨著時間的腳步，婚後進入第三年，常常聽到比自己晚結婚的朋友都抱寶寶了，收到彌月蛋糕或油飯是經常事，看看自己依然沒有進展，此時的兩人世界顯得缺少某種東西。張經理為此還辭去經常出差的職務，並戒菸，也推遲不必要的應酬活動，張太太則轉調到事務較單純的部門。夫妻開始嘗試各種方法，希望增加受孕機會，也到醫院尋求專業的協助，忍受身心的煎熬，日復一日，「順利懷孕、平安生子」已成為生活中唯一的目標，只是這種日子要持續多久呢？

參考文獻

聯合報（2017，2 月 19 日）．*代理孕母討論 20 年 立法有譜嗎？*．取自 https://udn.com/news/story/9228/2293673

聯合報（2017，2 月 19 日）．*沒子宮的她：想有自己小孩 真的好難*．取自 https://udn.com/news/story/9228/2293713?from=udn-relatednews_ch2

蘋果即時（2017，3 月 16 日）．*赴美找代理孕母　美女律師超專業分享*．取自 https://tw.appledaily.com/new/realtime/20170316/1077390/

Chapter

12

安寧緩和醫療條例與倫理

第一節　立法宗旨

第二節　基本條例的內涵

第三節　安寧療護的服務模式

第四節　安寧緩和醫療的倫理考量

第五節　安樂死的倫理考量

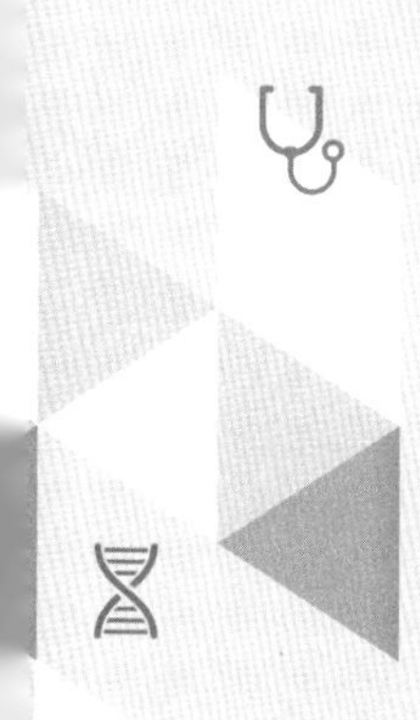

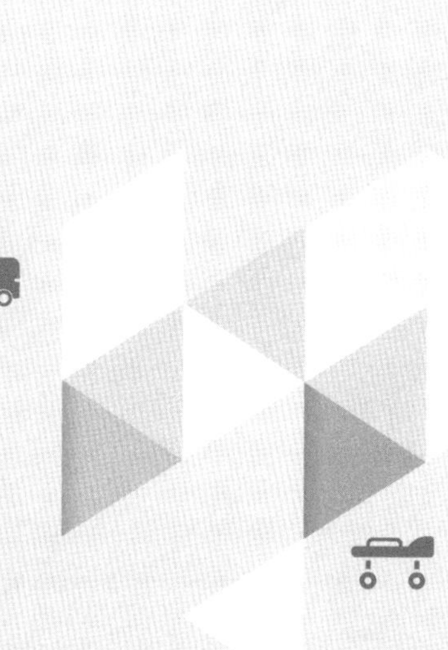

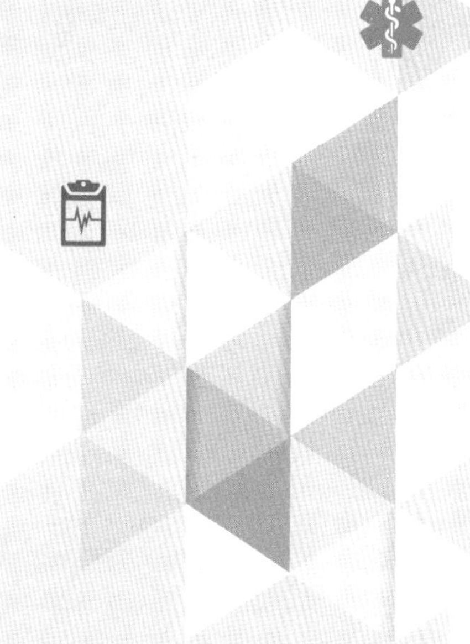

前言

死亡安寧照護的觀念由英國女爵士桑德絲女士建立，根據世界衛生組織(WHO)的定義，安寧醫療是對那些得了無法治癒疾病之患者，給予全人化照護，並將家屬包含在整個照顧過程中，以維護病患及家屬的生命品質。換句話說，安寧療護是以尊重生命的態度，陪伴病患走完生命的最後旅程，並協助家屬面對未來的生活。民國 89 年 6 月 7 日在眾多人的努力下，我國的「安寧緩和醫療條例」終於誕生了，這項立法使許多面臨無救治希望的末期臨終病者與家屬有了另一項選擇的權利。

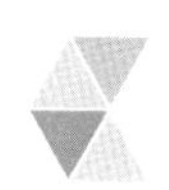

第一節 立法宗旨

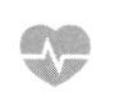

在「安寧緩和醫療條例」的第一條條文中明訂本條例的制定旨在尊重不可治癒末期病人之醫療意願並保障其權益，而所謂末期病人是指罹患嚴重傷病，經醫師診斷認為不可治癒，且有醫學上之證據近期內病程進行至死亡已不可避免者。由此兩條文歸納出同時具有下列情形之病人方可適用「安寧緩和醫療條例」：

1. 患有嚴重疾病或受傷害的病人。
2. 經醫師在專業上之診斷確認為無治癒希望的末期病人。
3. 要有醫學上的證據證明病人在近期內便會死亡者。

由上述條件可知安寧緩和醫療條例的適用對象包含急性與慢性疾病患者，甚至連意外傷害（例如車禍所造成的腦部受傷）所造成的重傷個案，只要其在醫學上確定會於近期死亡者，便可依本條例選用安寧緩和醫療取代傳統的急救醫療，換句話說，即使病人罹患重症且造成意識模糊，但不會在近期死亡者則不適用本條例。

「安寧緩和醫療條例」的制定為協助病患與家屬獲得全人、全家、全程和全隊的照顧外，它也排除醫護人員對於明知無可救治但又必須救治的情形下，竭盡全力「搶救」瀕臨死亡的病人，造成瀕臨死亡病人的「勉強」維生（借用許多醫療儀器與設備來生存）而至「死亡」（受盡折磨後才嚥下最後一口氣）的情形。

案例分享一

一位三十四歲的男士罹患肺癌，癌細胞已侵犯腦部、骨頭、腎上腺及肝臟。病患的妻子要求醫師：「請求你無論如何救救他。三個孩子都還小。」一天清晨，大夜班護士發現，病人血壓下降了，呼吸有暫停現象，緊急通知醫師，待醫師趕到病房，病人呼吸與心跳皆已停止。醫師立即將急救車推入病房，進行「心肺復甦急救術」。此時病人妻子在病房外呼天搶地；半小時後，醫師走出病房，對妻子說：「很抱歉！我們沒有救活你丈夫。」當太太進入病房時，她看到丈夫滿枕頭、滿臉都是血，那張充滿痛苦的面容，她簡直快休克了，聲嘶力竭地責問在旁的醫護人員：「為什麼會這樣？？」護理人員回答：「為了搶救生命，急救必需的。」太太心碎地對著丈夫屍體說：「對不起，對不起！我不知道會把你弄成這樣！」

案例分享二

一個國中生的疑問

在國中的時候，我的外公因為騎車不小心而摔下去，經過送醫院緊急的治療之後，醫生問了舅舅和阿姨們要不要插管，而不保證插管之後能夠醒過來，但若是不插管，外公很可能拖不過兩星期。家裡有些人反對，也有些人支持，最後還是要決定插管，外公插管後並沒有醒過來，外公兩年後還是走了。後來我的奶奶中風，也是變成植物人，我爸爸直接決定不要插管，奶奶一個月後就過世了。我疑問著「到底要不要插管呢？」

案例分享三

媽媽說隔壁的徐爺爺已經將近一百歲了，身體很硬朗，除了耳朵有些重聽，其他都很好。有一天晚上聽到救護車的聲音，跑出去看，原來是隔壁的徐爺爺被救護員用擔架抬上車，幾個月後聽說徐爺爺過世了。媽媽說徐爺爺的兒子很孝順，為了救徐爺爺花了不少錢，聽說做了好幾次急救，才把徐爺爺救回來。爸爸說那是種折磨，身上插那麼多的管子，又不醒人事，這種活是痛苦。我心中想，若是徐爺爺自己能做決定，他會怎樣選擇呢？我問爸爸，假如換成他是徐爺爺，我到底要不要救他呢？爸爸拍了我的頭說「好好讀書，那是以後的事。」是嗎？那是以後的事嗎？

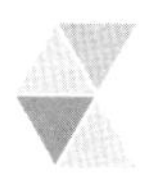

第二節　基本條例的內涵

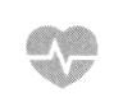

安寧緩和醫療的選擇可以分為三個時間點：在尚未生病之前（被稱為生預囑），生病但是意識清楚時（自行立意願書），意識不清而由最近親屬代行。所需簽署的文件詳列於表 12-1，文件的範本載於本章的附錄。

表 12-1　安寧緩和醫療表單與注意事項

表單名稱	簽署對象	注意事項
預立安寧緩和醫療暨維生醫療抉擇意願書	二十歲以上具有完全行為能力的成人。	1. 必須有兩位專科醫師判定病人符合末期診斷，意願書方能生效。 2. 需有兩位見證人見證簽名。 3. 實施安寧緩和醫療及執行意願人維生醫療抉擇之醫療機構所屬人員不可為見證人。
不施行心肺復甦術同意書	1. 兩位專科醫師判定為疾病末期不可治癒之意識清楚的病人。 2. 當病人意識不清楚時，由最近親屬簽署。	1. 不得與末期病人於意識昏迷或無法清楚表達意願前明示之意思表示相反。 2. 由其最近親屬出具同意書。 3. 無最近親屬，依末期病人最大利益出具醫囑代替之。
不施行維生醫療同意書	1. 兩位專科醫師判定為疾病末期不可治癒之意識清楚的病人。 2. 當病人意識不清楚時，由最近親屬簽署。	1. 不得與末期病人於意識昏迷或無法清楚表達意願前明示之意思表示相反。 2. 由其最近親屬出具同意書。 3. 無最近親屬，依末期病人最大利益出具醫囑代替之。
醫療委任代理人委任書	二十歲以上具有完全行為能力的成人。	1. 由意願人指定。 2. 於意願人無法表達意願時，由代理人代為簽署書面。
撤回預立安寧緩和醫療暨維生醫療抉擇意願聲明書	二十歲以上具有完全行為能力的成人或是醫療委任代理人。	1. 由意願人指定。 2. 於意願人無法表達意願時，由代理人或最近親屬代為簽署書面。

施行安寧緩和醫療的對象

（一）安寧緩和醫療的定義

是指為減輕或免除末期病人之生理、心理及靈性痛苦，施予緩解性、支持性之醫療照護，以增進其生活品質。

小常識

緩和療護與安寧療護的差別

1. 緩和療護是指於疾病發生時，提供全人整合性的照護，維持或改善病人及家屬的生活品質，例如：對於糖尿病患者施以注射胰島素、飲食衛生教育、如何監測血糖與尿糖、如何保護末梢肢體、治療難於癒合之傷口等等。
2. 安寧療護為針對病情末期的病人，提供緩解性、支持性之醫療照護或不施行心肺復甦術，例如：癌症末期病人控制疼痛、外表的修飾、以氧氣罩提供氧氣、維護身體的清潔、緩解厭食與噁心等等。

因此、緩和療護的對象為罹患急性或是慢性疾病的病人與家屬，病情的階段含括急性期、緩和期、與末期。所以、安寧療護為緩和療護之一。簡言之、緩和療護為治療疾病、緩解症狀、關心情緒、身體照顧等四大部分，安寧療護為緩解症狀、關心情緒、身體照顧等三大部分。

（二）病情末期的病人

當病人被確立診斷為不可治癒的末期病人時，其可依個人意願事先選擇立下意願書，表達在重要時刻放棄傳統的急救，而以安寧緩和醫療取代之。

1. 意願書至少應載明下列事項，並由意願人簽署：

(1) 意願人之姓名、國民身分證統一編號及住所或居所。

(2) 意願人接受安寧緩和醫療或維生醫療抉擇之意願及其內容。

(3) 立意願書之日期。

2. 簽署意願書的注意事項：應有具完全行為能力者二人以上在場見證。但實施安寧緩和醫療及執行意願人維生醫療抉擇之醫療機構所屬人員不得為見證人，例如：病人的主治醫師，住院醫師與護理人員等。

法律小常識

1. 擔任簽署意願書的見證人是否承擔有法律責任？

解答：

(1) 末期病人的意願書要有二位見證人，並且見證人最好是病人的親屬或是熟識的朋友，可保護個人資料，以免發生外洩情形。依安寧緩和醫療條例的規定中，沒有明文規定年滿二十歲以上具完全行為能力的成人，預立意願書需要見證人的簽署。

(2) 安寧緩和醫療條例的見證人規定，只是為了證明意願書為簽署人本人親簽，並非他人代理簽字，所以無所謂的法律責任。

(3) 在有兩位見證人的見證下所簽署的意願書，仍然可以循所規定的程序，由簽署者自己、最近親屬、或是委任代理人予以撤銷，與見證人毫無法律關係的牽扯。

2. 當意願書的簽署人無法識字時，該如何處理？

解答：在兩位見證人的面前，逐字詳讀意願書內容，幫助病人與親屬完全知情與同意。在簽名欄位還是請簽署人自己簽名，即使潦草字跡依然有效，加上蓋章與蓋手印即可。

（三）具行為能力的成年人

除了不可治癒的末期病人以外，下列人可預立意願書，且意願書是可以隨時撤回的：

1. 二十歲以上具完全行為能力之人，得預立意願書。在意願書內意願人得預立醫療委任代理人，並以書面載明委任意旨，於其無法表達意願時，由代理人代為簽署。意願人得隨時自行或由其代理人，以書面撤回其意願之意思表示。
2. 意願人或其醫療委任代理人於意願書表示同意，中央主管機關應將其意願註記於健保卡，該意願註記之效力與意願書正本相同。但意願人或其醫療委任代理人依前條規定撤回意願時，應通報中央主管機關廢止該註記。前項簽署之意願書，應由醫療機構、衛生機關或受中央主管機關委託之法人以掃描電子檔存記於中央主管機關之資料庫後，始得於健保卡註記。
3. 經註記於健保卡之意願，與意願人臨床醫療過程中書面明示之意思表示不一致時，以意願人明示之意思表示為準。

（四）生預囑的性質

1. 病人活著時預立選擇「安寧緩和醫療意願書」、「不施行心肺復甦意願書」、或「醫療委任代理人委任書」，三者均屬於生預囑。我國法律過去只有「遺囑」(Will)的規定，「遺囑」是去世後才生效的，例如財產分配，必須等當事人死亡後才有效。然而，「生預囑」(Living Will)則是在世時即生效。
2. 「安寧緩和醫療條例」中規定，凡二十歲以上具有完全行為能力的成人，平時就可立下「生預囑」，包括將來為自己「預立選擇安寧緩和醫療意願書」、「預立不施行心肺復甦術意願書」及「預立醫療委任代理人委任書」，當自己罹患末期疾病時，這些意願皆已生效而受到法律保障。

案例分享

李先生 35 歲時就簽署了意願書，放棄施行心肺復甦術，某一天李先生發生重大車禍，送達醫院時血壓已經極低，並有大出血情形，急診室醫師由健保卡資料得知，李先生已簽屬了意願書，李太太焦急地詢問醫師，是不是醫院就不施予急救了？

解答：根據安寧緩和醫療條例，簽署意願書是希望在生命面臨無法救治的末期狀態時，能免去無效之治療或急救所導致的痛苦，並且必須有兩位醫師都做出相同的判斷。當發生意外事故而生命垂危時，第一時間還是要盡力搶救，除非搶救無效，病人情況持續惡化，例如：出現多重器官衰竭的情形，此時醫護人員才能依照病人先前所簽署的意願書，拔除呼吸器及氣管內插管等急救設備。

（五）選擇不施行心肺復甦術

選擇不施行心肺復甦術（簡稱 DNR，Do Not Resuscitate）意謂著在需要進行急救時，不對病人施行氣管內插管、體外心肺按壓，急救藥物注射、心肺電擊、心肺人工調頻、人工呼吸或其他救治行為。

當病者選擇不施行心肺復甦術時，應符合下列之規定：

1. 應由二位有相關專科醫師資格之醫師診斷確為末期病人。此二位醫師不以在同一家醫療機構服務之醫師為限。
2. 醫師應於其病歷記載下列事項：治療過程、與該疾病相關之診斷、診斷當時之病況、生命徵象及不可治癒之理由。

3. 應有意願人簽署之意願書。但未成年人簽署意願書時，應得其法定代理人之同意。未成年人無法表達意願時，則應由法定代理人簽署意願書。

4. 末期病人無簽署意願書且意識昏迷，或無法清楚表達意願時，由其最近親屬出具同意書代替之。無最近親屬者，應經安寧緩和醫療照會後，依末期病人最大利益出具醫囑代替之。同意書或醫囑均不得與末期病人於意識昏迷或無法清楚表達意願前明示之意思表示相反。

5. 所謂最近親屬之次序如下：配偶、成年子女、孫子女、父母、兄弟姐妹、祖父母、曾祖父母、曾孫子女或三親等旁系血親、一親等直系姻親（例如：岳父、岳母、公公、婆婆）。

6. 最近親屬出具同意書，得以一人行之；其最近親屬意思表示不一致時，依遠近先後定其順序。後順序者已出具同意書時，先順序者如有不同之意思表示，應於不施行、終止或撤除心肺復甦術或維生醫療前以書面為之。

討論與分享

王爺爺 80 歲時因肺炎住院，雖然痊癒出院，但是趕到急救時的痛苦，於是在出院後回到家，常常叨叨絮絮念著告訴家人，以後若再有身體微弱，緊急住院，有生命之危時，絕對不要插管了，不要急救了，自己已經一大把年紀，希望安詳離世，這是最大的心願。家人聽在耳裡，也沒有多表示意見，可是到過年前，原有高血壓的王爺爺，在洗澡時昏倒於浴室，緊急送到醫院後，醫師表示情況危急，需要先插管穩住狀況，此時王奶奶表示應該尊重王爺爺在世時的意願，但是兒子表示還是先插管穩住病情，然後再決定進一步處理，年老的王奶奶只好聽從兒子的安排。

試問：王爺爺生病前的言語表達是否具法律效力？

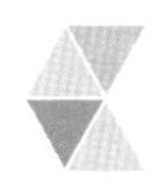

第三節　安寧療護的服務模式

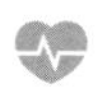

安寧療護的實施可經由下列兩途徑：安寧居家療護及安寧療護病房，分別敘述如下：

1. 為安寧居家療護，以醫院為基礎之居家照護，提供癌症末期病人居家照護服務。個案來源乃經醫師診斷與轉介。
   (1) 安寧居家療護需以醫師為主導之團隊方式提供服務，工作人員包括醫師、護理人員、社會工作人員及個案管理人員，並應視業務需要請職能、物理治療、臨床心理工作及宗教靈性輔導等人員擔任諮詢工作。
   (2) 服務具有連續性及完整性，居家療護之服務中需包含轉介服務，必須提供的服務內容、全時間性的服務、個案後送服務、服務記錄及品質管制等。

2. 安寧療護病房係指於醫院內設置獨立病房，提供安寧療護服務。個案來源需經醫師診斷及轉介。

安寧療護病房需以醫師為主導之團隊方式提供服務，工作人員包括醫師、護理人員、社會工作、臨床心理工作、職能與物理等各有關人員之資格、訓練及工作量。

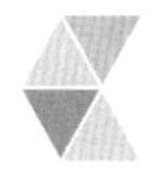

第四節　安寧緩和醫療的倫理考量

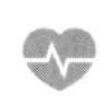

安寧緩和醫療所面對的情景是死別前最後的人生旅程，病患本人、家屬、醫事人員都處於無奈或是兩難之間，所涉及的倫理考量實不同於其他醫療事務，所以醫療團隊必須秉持同理與安慰的心境，持守醫護倫理的原則。

一、病人與家屬的知情同意權力

安寧療護條例規定醫師應將病情、安寧緩和醫療之治療方針及維生醫療抉擇告知末期病人或其家屬。安寧療護條例施行細則明訂，家屬是指醫療機構實施安寧緩和醫療或提供維生醫療抉擇時，在場之家屬。所以、安寧療護的實施必須在病人和家屬獲得充分的資訊和說明，且允許充分提出問題與意見，並有足夠的時間進行病人和家屬間的溝通，達成共識之後，將最後的決定告知醫療團隊。

二、謹守行善原則

雖然安寧療護的施行對象是病情末期的患者，但是醫護人員仍然要堅守行善原則，一切的決定都必須為病者謀求最大的福利。許多末期的病人，其醫療措施已非以疾病治療為目的，而是改採保守性原則，增進患者的舒適度，減輕痛苦，協助患者與親人間有美好的相聚等等。此種保守措施並非代表放棄對病人的照護，而是做最合宜和最良善的安排，繼續陪伴病人到最後一刻。

三、醫主權與病人的自主權

在安寧療護中，病患的自主權應當受到重視，尤其是當病患以書面表達其意願時，應該受到法律上的保障，此時醫師的醫主權也需以尊重病患的意願為優先，當家屬或是其他人員的主觀表達或要求，有違病患生前的書面願意時，醫主權應當用以保護病患的自主權。為了讓醫師有法可據地執行安寧緩和醫療，該條例與施行細則中有規定，醫師應將有關病人的意願書或同意書連同病歷一起保存，此意願書或同意書應以正本為之。但病人轉診者，由原診治醫療機構留具影本，正本隨同病人轉診。此外、醫師若不施行心肺復甦術或維生醫療之規定者，將處新臺幣六萬元以上三十萬元以下罰鍰，並得處一個月以上一年以下停業處分或廢止其執業執照。沒有妥善保留紀錄者，處新臺幣三萬元以上十五萬元以下罰鍰。相關的罰則均為協助醫事人員妥善地維護病人的自主權。

案例分享

醫護人員在安寧療護中該如何自處？

儘管病人本人於意識清楚狀態下，簽署了「安寧緩和醫療暨維生醫療抉擇意願書」，這是份具有法律效力的文件。但是面對現實生活中，所預期的情況臨到時，家屬往往會難以接受這份法律文件所載的內容，甚至訴求不急救就採取法律行動，醫護人員於此時會承受相當大的壓力。當然仍會遇到病人與家屬、甚至家屬之間意見不合的情況。但除了病人明確的意願表態之外，和家屬之間更多的溝通，也能減少醫師在臨床上承受的壓力，並讓家屬逐漸理解、接受病人接下來的自我安排。

✦ **較適當的處理方式**

病人雖然已經無法表示意見，但是生前所立的意願書為自主權的代表，醫護人員應當予以尊重，以病人的最大利益原則執行醫主權，但是並非強行處置，而是以緊急的溝通模式，在最短時間內讓家屬理解病人的意願，進而尊重與接受後續的處理措施。醫院內通常會有安寧團隊協助處理以上所提的過程。

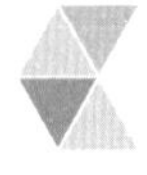

第五節　安樂死的倫理考量

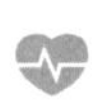

一、安樂死與安寧緩和醫療的差別

安寧緩和醫療是以醫學之技術與護理照護，對於無法救治的疾病末期病人，施以減輕痛苦的醫療與護理照護，使病人在身心安適的情境下，自然地完成在世的人生，所以結束生命並非安寧緩和醫療的目標，幫助病患在有尊嚴、沒有遺憾的離世才是安寧緩和醫療的積極宗旨。

相較之下，安樂死也強調不要讓罹患無法醫療之症的病人承受無謂的痛苦，而採取可用的醫療措施，在病人與家屬的同意下，以結束生命的方式幫助病患早早從痛苦解脫。所以、安樂死所尋求的是透過人工的途徑，在生命結束的自然時刻前結束生命，這是安樂死常常引發爭議的部分，與此特質相比，安寧緩和醫療所追求的是自然的生命死亡。

案例分享

張奶奶送到醫院時仍然可以說話，但是高燒數日，胸部 X 光檢查發現積痰甚多，靠著呼吸器與氣切維持呼吸，透過鼻胃管灌食維持營養，因尿失禁而使用尿管。昏迷長達一個月時，醫師已清楚告知無法痊癒，僅能由機器維持張奶奶的生命。張奶奶的兒媳都是醫療人員，面對自己的母親也是心中煎熬，兒子說著「能夠自然地離世最好，我無論如何都沒辦法做此決定。」張奶奶就這樣躺在醫院裡，三個月後走完最終的艱苦旅程。

二、安樂死與病人的自主權

安樂死的本質是尋求早點結束生命，根據所採取方法的積極性與是否尊重病人的自主權，又有以下的分類：

1. **消極性的自願安樂死**：安樂死的採用方式與病人的自主權有關。在病人主動以其自主權，拒絕所有無法醫治疾病，卻只會造成痛苦與不適的醫療處置時，為求在沒有外加的痛苦下，提早結束自己的生命，此種自願消極式的抉擇自當予以尊重，比較沒有可爭議性。
2. **積極性的自願安樂死**：但是，若病人以其自主權要求停止沒有醫療價值的處置之外，進一步地請求醫師另施以其他措施，加速死亡的來到，此種出於積極的死亡性選擇，雖是出於病人自願提出，可是醫師仍能以其醫主權加以拒絕，因為醫師的職業道德是以救治生命為主軸，死亡是無法避免的結果，但必須是自然的結果，萬不能是人為所造成，所以、醫師應該予以拒絕此種請求，否則將觸犯所謂的加工自殺罪。

3. **消極性的非自願安樂死**：當病人的意識不清，陷入昏迷的狀態，根本無法表達個人的自主權時，經由家屬或是代理人的表示，醫師予以配合的情況下，終止使用一切醫療維生設備與處置，造成病人的生命提早結束。由於此舉並非出自病人的主動請求，所以常常造成極大的倫理爭議。

4. **積極性的非自願安樂死**：在病人未提出任何要求之下，由家屬或代理人，和醫師的配合下，不僅終止使用一切醫療維生設備與處置，更進一步地以他種手段（例如：注射藥物）加速病人的死亡，此種主動剝奪他人生命之舉，不僅涉及倫理的可議性，更有違反法律之嫌。

三、安樂死與病人的最大福利原則

醫護的倫理是追求傷病者的最大益處，因此面對安樂死的議題時，應該要回歸此倫理精神，當安樂死有違病人的最大利益時，醫療團隊便要做謹慎評估，此時的醫主權便要發揮效能，堅持以維護病患的利益為最佳考量。尤其在身心煎熬的情況下，病人與家屬常常企求能脫離現況，因此難免出現非理性的決定，醫療團隊應該做最後的把關。

討論與分享

王老先生 85 歲，因為慢性阻塞性肺炎住院，無法順利呼吸，難以咳痰，又須承受抽痰時的痛苦，某天醫師前來探視病人時，王老先生淚流滿面，苦求醫師幫助他脫離苦海，護理人員前來巡視時，王老先生更是哀求拜託。王老太太每兩天一次來探望老先生，見到老太太的安慰和期待眼神時，王老先生的情緒便安靜下來，甚至極力要拍拍老太太的手。

試問：王老先生真的期望早點結束自己的生命嗎？

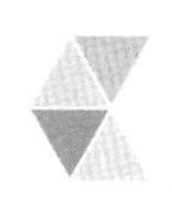

結語

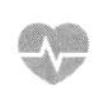

生命是無價的，人人都具有尊嚴，生死不是個人的事，關係到家庭，也是醫療團隊的職務。並非所有的疾病都能被治癒，死亡是人類社會的自然情形，死亡的時間難以預料，可是死亡的過程是可以妥善的安排，最終的目標仍然是維護病人的最大利益與尊重其自主權，同時也要持守行善的價值。此外，僅憑少數人的決定而剝奪某人的生命權，難免違反社會正義與公平原則，只要是面對生與死的關鍵時刻，醫護團隊都要以認真又嚴肅的態度以對。

案例分享

安琪琳是一位歲的未婚小姐，擁有電機學博士的她，自己住在一幢小公寓裡，唯一的寵物是一隻小狗。由於母親於 10 歲時便因為癌症過世，父親再娶後，父女關係便有疏遠。交往多年論及婚嫁的男友，也因為家庭反對而結束關係。28 歲發現罹患乳癌，經過手術治療和化療後，病情得到控制。五年前癌症轉移復發，雖經過 3 年的治療，最終入住安寧病房。父親與繼母親自照料，過往的男友也前來探視，安琪琳為自己挑選粉色系的衣服，和葬禮時的用花，不舉行公開儀式，也不要瞻仰遺容，以基督教的方式安葬。死前最後的遺言是「雖然難過 40 歲便要離開人間，但是家人與朋友的陪伴彌補了這份遺憾。」

附錄　安寧緩和醫療相關簽署文件

「預立安寧緩和醫療暨維生醫療抉擇意願書」(參考範例)

本人＿＿＿＿＿(簽名)若罹患嚴重傷病，經醫師診斷認為不可治癒，且有醫學上之證據，近期內病程進行至死亡已屬不可避免時，特依安寧緩和醫療條例第四條、第五條及第七條第一項第二款所賦予之權利，作以下之抉擇：(請勾選■)

□接受　安寧緩和醫療

□接受　不施行心肺復甦術

□接受　不施行維生醫療

□同意　將上述意願加註於本人之全民健保憑證(健保 IC 卡)內

◎簽署人：(簽　名)　　　　國民身分證統一編號：

住(居)所：　　　　電　話：

出生年月日：中華民國＿＿＿＿＿年＿＿＿＿＿月＿＿＿＿＿日

□是 □否 年滿二十歲(簽署人為成年人或未年滿二十歲之末期個案，得依安寧緩和醫療條例第四條第一項、第五條第一項及第七條第一項第二款之規定，立意願書選擇安寧緩和醫療或作維生醫療抉擇。

◎在場見證人(一)：(簽　名)　　　　國民身分證統一編號：

住(居)所：　　　　電　話：

出生年月日：中華民國＿＿＿＿＿年＿＿＿＿＿月＿＿＿＿＿日

◎在場見證人(二)：(簽　名)　　　　國民身分證統一編號：

住(居)所：　　　　電　話：

出生年月日：中華民國＿＿＿＿＿年＿＿＿＿＿月＿＿＿＿＿日

簽署日期：中華民國＿＿＿＿＿年＿＿＿＿＿月＿＿＿＿＿日(必填)

◎法定代理人：(簽署人未成年方須填寫)

簽　名：　　　　國民身分證統一編號：

住(居)所：　　　　電　話：

出生年月日：中華民國＿＿＿＿＿年＿＿＿＿＿月＿＿＿＿＿日

◎醫療委任代理人：(簽署人為醫療委任代理人方須填寫並應檢附醫療委任代理人同意書)

簽　名：　　　　國民身分證統一編號：

住(居)所：　　　　電　話：

出生年月日：中華民國＿＿＿＿＿年＿＿＿＿＿月＿＿＿＿＿日

「不施行心肺復甦術同意書」(參考範例)

病人＿＿＿＿＿＿＿＿因罹患嚴重傷病，經醫師診斷認為不可治癒，且有醫學上之證據，近期內病程進行至死亡已屬不可避免，茲因病人已意識昏迷或無法清楚表達意願，且無醫療委任代理人，特由同意人依安寧緩和醫療條例第七條第三項所賦予之權利，在病人臨終、瀕死或無生命徵象時，不施行心肺復甦術。

同意人：(簽　名)

國民身分證統一編號：

住(居)所：

電　　話：

出生年月日：中華民國　＿＿＿＿＿　年　＿＿＿＿＿　月　＿＿＿＿＿　日

與病人之關係：

中　華　民　國 ＿＿＿＿年 ＿＿＿＿月 ＿＿＿＿日(必填)

「不施行維生醫療同意書」(參考範例)

病人＿＿＿＿＿＿＿＿因罹患嚴重傷病，經醫師診斷認為不可治癒，且有醫學上之證據，近期內病程進行至死亡已屬不可避免，茲因病人已意識昏迷或無法清楚表達意願，且無醫療委任代理人，特由同意人依安寧緩和醫療條例第七條第三項所賦予之權利，不施行維生醫療。

同意人：(簽　名)

國民身分證統一編號：

住（居）所：

電　　話：

出生年月日：中華民國＿＿＿＿＿年＿＿＿＿＿月＿＿＿＿＿日

與病人之關係：

中　華　民　國＿＿＿＿年＿＿＿＿月＿＿＿＿日（必填）

「醫療委任代理人委任書」（參考範例）

本人＿＿＿＿＿＿已年滿二十歲，且具完全行為能力，若罹患嚴重傷病，經醫師診斷認為不可治癒，且有醫學上之證據，近期內病程進行至死亡已屬不可避免而本人已意識昏迷或無法清楚表達意願時，同意由其依安寧緩和醫療條例第五條第二項之規定，委任＿＿＿＿＿＿為醫療委任代理人，代為簽署『預立安寧緩和醫療暨維生醫療抉擇意願書』。

立意願人
簽名：　　　　　　　　　　國民身分證統一編號：
住（居）所：　　　　　　　　　　　　　電話：
出生年月日：中華民國＿＿＿＿＿＿年＿＿＿＿＿＿月＿＿＿＿＿＿日

受任人
簽名：　　　　　　　　　　國民身分證統一編號：
住（居）所：　　　　　　　　　　　　　電話：
出生年月日：中華民國＿＿＿＿＿＿年＿＿＿＿＿＿月＿＿＿＿＿＿日

後補受任人（一）（得免填列）
簽名：　　　　　　　　　　國民身分證統一編號：
住（居）所：　　　　　　　　　　　　　電話：
出生年月日：中華民國＿＿＿＿＿＿年＿＿＿＿＿＿月＿＿＿＿＿＿日

後補受任人（二）（得免填列）
簽名：　　　　　　　　　　國民身分證統一編號：
住（居）所：　　　　　　　　　　　　　電話：
出生年月日：中華民國＿＿＿＿＿＿年＿＿＿＿＿＿月＿＿＿＿＿＿日

中　華　民　國＿＿＿＿年＿＿＿＿月＿＿＿＿日（必填）

「撤回預立安寧緩和醫療暨維生醫療抉擇意願聲明書」（參考範例）

本人＿＿＿＿＿＿＿＿（或由醫療委任代理人＿＿＿＿＿＿＿＿）已簽署「預立安寧緩和醫療暨維生醫療抉擇意願書」，現聲明撤回該意願之意思表示，特簽署本聲明書。

＊意願人

簽　　名：

國民身分證統一編號：

出生年月日：中華民國＿＿＿＿年＿＿＿＿月＿＿＿＿日

地址：

聯絡電話：

＊醫療委任代理人 (若無委任代理人，由意願人本人簽署則免填)

簽　　名：

國民身分證統一編號：

出生年月日：中華民國＿＿＿＿年＿＿＿＿月＿＿＿＿日

地址：

聯絡電話：

填寫日期：中　華　民　國＿＿＿年＿＿＿月＿＿＿日（必填）

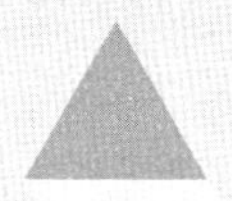

附　錄

附錄一　人類免疫缺乏病毒傳染防治及感染者權益保障條例

附錄二　優生保健法

附錄三　人工生殖法

附錄四　人體器官移植條例

附錄五　安寧緩和醫療條例

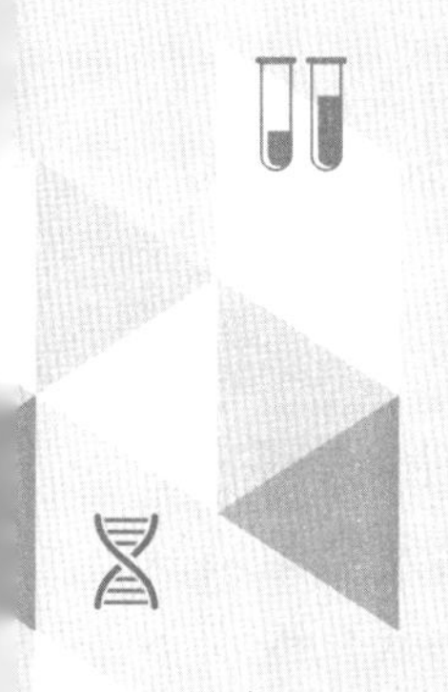

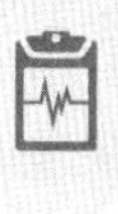

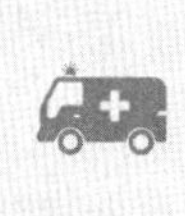

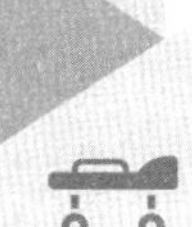

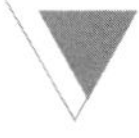

附錄一　人類免疫缺乏病毒傳染防治及感染者權益保障條例

中華民國一百零四年二月四日總統華總一義字第 10400012491 號令
修正公布第 2、6、16、17、23、27 條條文；
增訂第 15-1 條條文；刪除第 18～20 條條文；
除第 16 條第 3、4 項自公布後 2 年施行外，自公布日施行

第 1 條　為防止人類免疫缺乏病毒之感染、傳染及維護國民健康，並保障感染者權益，特制定本條例。

第 2 條　本條例所稱主管機關：在中央為衛生福利部；在直轄市為直轄市政府；在縣（市）為縣（市）政府。

第 3 條　本條例所稱人類免疫缺乏病毒感染者（以下簡稱感染者），指受該病毒感染之後天免疫缺乏症候群患者及感染病毒而未發病者。

第 4 條　感染者之人格與合法權益應受尊重及保障，不得予以歧視，拒絕其就學、就醫、就業、安養、居住或予其他不公平之待遇，相關權益保障辦法，由中央主管機關會商中央各目的事業主管機關訂定之。

中央主管機關對感染者所從事之工作，為避免其傳染於人，得予必要之執業執行規範。

非經感染者同意，不得對其錄音、錄影或攝影。

第 5 條　中央主管機關應邀集感染者權益促進團體、民間機構、學者專家及各目的事業主管機關代表，參與推動人類免疫缺乏病毒傳染防治及感染者權益保障事項；其中單一性別不得少於三分之一，且感染者權益促進團體、民間機構及學者專家之席次比例，不得少於二分之一。

前項防治及權益保障事項包括：

一、整合、規劃、諮詢、推動人類免疫缺乏病毒傳染防治

及感染者權益保障相關事項。

二、受理感染者權益侵害協調事宜。

三、訂定權益保障事項與感染者權益侵害協調處理及其他遵行事項之辦法。

第一項之感染者權益促進團體及民間機構代表由各立案之民間機構、團體互推後，由主管機關遴聘之。

第 6 條　醫事機構應依主管機關規定，辦理人類免疫缺乏病毒感染之篩檢及預防工作；其費用由主管機關編列預算支應之。

第 7 條　主管機關應辦理人類免疫缺乏病毒之防治教育及宣導。

中央各目的事業主管機關應明訂年度教育及宣導計畫；其內容應具有性別意識，並著重反歧視宣導，並由機關、學校、團體及大眾傳播媒體協助推行。

第 8 條　有下列情形之一者，應接受人類免疫缺乏病毒及其他性病防治講習：

一、經查獲有施用或販賣毒品之行為。

二、經查獲意圖營利與他人為性交或猥褻之行為。

三、與前款之人為性交或猥褻之行為。

前項講習之課程、時數、執行單位及其他應遵行事項之辦法，由中央主管機關定之。

第 9 條　主管機關為防止人類免疫缺乏病毒透過共用針具、稀釋液或容器傳染於人，得視需要，建立針具提供、交換、回收及管制藥品成癮替代治療等機制；其實施對象、方式、內容與執行機構及其他應遵行事項之辦法，由中央主管機關定之。

因參與前項之機制而提供或持有針具或管制藥品，不負刑事責任。

第10條　旅館業及浴室業，其營業場所應提供保險套及水性潤滑劑。

第11條　有下列情形之一者，應事先實施人類免疫缺乏病毒有關檢驗：

一、採集血液供他人輸用。

二、製造血液製劑。

三、施行器官、組織、體液或細胞移植。

前項檢驗呈陽性反應者，不得使用。

醫事機構對第一項檢驗呈陽性反應者，應通報主管機關。

第一項第一款情形，有緊急輸血之必要而無法事前檢驗者，不在此限。

第12條　感染者有提供其感染源或接觸者之義務；就醫時，應向醫事人員告知其已感染人類免疫缺乏病毒。

主管機關得對感染者及其感染源或接觸者實施調查。但實施調查時不得侵害感染者之人格及隱私。

感染者提供其感染事實後，醫事機構及醫事人員不得拒絕提供服務。

第13條　醫事人員發現感染者應於二十四小時內向地方主管機關通報；其通報程序與內容，由中央主管機關訂定之。

主管機關為防治需要，得要求醫事機構、醫師或法醫師限期提供感染者之相關檢驗結果及治療情形，醫事機構、醫師或法醫師不得拒絕、規避或妨礙。

第14條　主管機關、醫事機構、醫事人員及其他因業務知悉感染者之姓名及病歷等有關資料者，除依法律規定或基於防治需要者外，對於該項資料，不得洩漏。

第 15 條　主管機關應通知下列之人，至指定之醫事機構，接受人類免疫缺乏病毒諮詢與檢查：

一、接獲報告或發現感染或疑似感染人類免疫缺乏病毒者。

二、與感染者發生危險性行為、共用針具、稀釋液、容器或有其他危險行為者。

三、經醫事機構依第十一條第三項通報之陽性反應者。

四、輸用或移植感染人類免疫缺乏病毒之血液、器官、組織、體液者。

五、其他經中央主管機關認為有檢查必要者。

前項檢查費用，由中央主管機關及中央各目的事業主管機關編列之，前項第五款有檢查必要之範圍，由中央主管機關公告之。

第一項所列之人，亦得主動前往主管機關指定之醫事機構，請求諮詢、檢查。

醫事人員除因第十一條第一項規定外，應經當事人同意及諮詢程序，始得抽取當事人血液進行人類免疫缺乏病毒檢查。

第 15-1 條　有下列情形之一者，因醫療之必要性或急迫性，醫事人員得採集檢體進行人類免疫缺乏病毒感染檢測，無需受檢查人或其法定代理人之同意：

一、疑似感染來源，有致執行業務人員因執行業務而暴露血液或體液受人類免疫缺乏病毒感染之虞。

二、受檢查人意識不清無法表達意願。

三、新生兒之生母不詳。

因醫療之必要性或急迫性，未滿二十歲之人未能取得法定代理人之即時同意，經本人同意，醫事人員得採集檢體進行人類免疫缺乏病毒感染檢測。

第 16 條　感染者應至中央主管機關指定之醫療機構接受人類免疫缺乏病毒感染治療及定期檢查、檢驗。

感染者拒絕前項規定之治療及定期檢查、檢驗者，直轄市、縣（市）主管機關得施予講習或輔導教育。

感染者自確診開始服藥後二年內，以下費用由中央主管機關予以全額補助：

一、人類免疫缺乏病毒門診及住院診察費等治療相關之醫療費用。

二、抗人類免疫缺乏病毒之藥品費。

三、抗人類免疫缺乏病毒藥品之藥事服務費。

四、病毒負荷量檢驗及感染性淋巴球檢驗之檢驗費。

五、其他經中央主管機關指定之項目。

前項費用於感染者確診開始服藥二年後，全民健康保險保險對象應自行負擔之費用及依全民健康保險法未能給付之檢驗及藥物，應由中央主管機關編列預算支應之。

前兩項補助之對象、程序、廢止及其他應遵行事項之辦法，由中央主管機關定之。

第 17 條　醫事人員發現感染者之屍體，應於一週內向地方主管機關通報，地方主管機關接獲通報時，應立即指定醫療機構依防疫需要及家屬意見進行適當處理。

第 18 條　（刪除）

第 19 條　（刪除）

第 20 條　（刪除）

第 21 條　明知自己為感染者，隱瞞而與他人進行危險性行為或有共用針具、稀釋液或容器等之施打行為，致傳染於人者，處五年以上十二年以下有期徒刑。明知自己為感染者，而供血或以器官、組織、體液或細胞提供移植或他人使用，致傳染於人者，亦同。

前二項之未遂犯罰之。

危險性行為之範圍，由中央主管機關參照世界衛生組織相關規定訂之。

第 22 條　違反第十一條第一項或第二項規定者，處新臺幣三萬元以上十五萬元以下罰鍰，因而致人感染人類免疫缺乏病毒者，處三年以上十年以下有期徒刑。

第 23 條　違反第十一條第三項、第十二條、第十四條、第十五條第一項及第四項、第十五條之一或第十七條者，處新臺幣三萬元以上十五萬元以下罰鍰。

醫事人員違反第十三條規定者，處新臺幣九萬元以上四十五萬元以下罰鍰。

違反第四條第一項或第三項、醫事機構違反第十二條第三項規定者，處新臺幣三十萬元以上一百五十萬元以下罰鍰。

第一項及前項之情形，主管機關於必要時，得限期令其改善；屆期未改善者，按次處罰之。

醫事人員有第一項至第三項情形之一而情節重大者，移付中央主管機關懲戒。

第 24 條　違反第十條規定，經令其限期改善，屆期未改善者，處營業場所負責人新臺幣三萬元以上十五萬元以下罰鍰。

違反第八條第一項不接受講習者，處新臺幣一萬元以上五萬元以下罰鍰。

第 25 條　本條例所定之罰鍰，由直轄市或縣（市）主管機關處罰之。但第二十三條之罰鍰，亦得由中央主管機關處罰。

第 26 條　提供感染者服務工作或執行本條例相關工作著有績效者，中央主管機關應予獎勵。

提供感染者服務工作或執行本條例相關工作而感染人類免疫缺乏病毒者，其服務機關（構）應給予合理補償；其補償之方式、額度及其他應遵行事項之辦法，由中央主管機關定之。

第 27 條　本條例自公布日施行。

本條例第十六條第三項及第四項之修正條文，自公布後二年施行。

附錄二　優生保健法

中華民國九十八年七月八日總統華總一義字第 09800167891 號令
修正公布第 9、10、18 條條文；
並自九十八年十一月二十三日施行中華民國一百零二年七月十九日
行政院院臺規字第 1020141353 號公告第 2 條所列屬「行政院衛生署」
之權責事項，自一百零二年七月二十三日起改由「衛生福利部」管轄

第一章　總則

第 1 條　為實施優生保健，提高人口素質，保護母子健康及增進家庭幸福，特制定本法。

本法未規定者，適用其他有關法律之規定。

第 2 條　本法所稱主管機關：在中央為行政院衛生署；在直轄市為直轄市政府；在縣（市）為縣（市）政府。

第 3 條　中央主管機關為推行優生保健，諮詢學者、專家意見，得設優生保健諮詢委員會，研審人工流產及結紮手術之標準；其組織規程，由中央主管機關定之。

直轄市、縣（市）主管機關為推行優生保健，得設優生保健委員會，指導人民人工流產及結紮手術；其設置辦法，由直轄市、縣（市）主管機關定之。

第 4 條　稱人工流產者，謂經醫學上認定胎兒在母體外不能自然保持其生命之期間內，以醫學技術，使胎兒及其附屬物排除於母體外之方法。

稱結紮手術者，謂不除去生殖腺，以醫學技術將輸卵管或輸精管阻塞或切斷，而使停止生育之方法。

第 5 條　本法規定之人工流產或結紮手術，非經中央主管機關指定之醫師不得為之。

前項指定辦法，由中央主管機關定之。

第二章　健康保護及生育調節

第 6 條　主管機關於必要時，得施行人民健康或婚前檢查。

前項檢查除一般健康檢查外，並包括左列檢查：

一、有關遺傳性疾病檢查。

二、有關傳染性疾病檢查。

三、有關精神疾病檢查。

前項檢查項目，由中央主管機關定之。

第 7 條　主管機關應實施左列事項：

一、生育調節服務及指導。

二、孕前、產前、產期、產後衛生保健服務及指導。

三、嬰、幼兒健康服務及親職教育。

第 8 條　避孕器材及藥品之使用，由中央主管機關定之。

第三章　人工流產及結紮手術

第 9 條　懷孕婦女經診斷或證明有下列情事之一，得依其自願，施行人工流產：

一、本人或其配偶患有礙優生之遺傳性、傳染性疾病或精神疾病者。

二、本人或其配偶之四親等以內之血親患有礙優生之遺傳性疾病者。

三、有醫學上理由，足以認定懷孕或分娩有招致生命危險或危害身體或精神健康者。

四、有醫學上理由，足以認定胎兒有畸型發育之虞者。

五、因被強制性交、誘姦或與依法不得結婚者相姦而受孕者。

六、因懷孕或生產，將影響其心理健康或家庭生活者。

未婚之未成年人或受監護或輔助宣告之人，依前項規定施行人工流產，應得法定代理人或輔助人之同意。有配偶者，依前項第六款規定施行人工流產，應得配偶之同意。但配偶生死不明或無意識或精神錯亂者，不在此限。

第一項所定人工流產情事之認定，中央主管機關於必要時，得提經優生保健諮詢委員會研擬後，訂定標準公告之。

第 10 條　已婚男女經配偶同意者，得依其自願，施行結紮手術。但經診斷或證明有下列情事之一，得逕依其自願行之：

一、本人或其配偶患有礙優生之遺傳性、傳染性疾病或精神疾病者。

二、本人或其配偶之四親等以內之血親患有礙優生之遺傳性疾病者。

三、本人或其配偶懷孕或分娩，有危及母體健康之虞者。

未婚男女有前項但書所定情事之一者，施行結紮手術，得依其自願行之；未婚之未成年人或受監護或輔助宣告之人，施行結紮手術，應得法定代理人或輔助人之同意。

第一項所定應得配偶同意，其配偶生死不明或無意識或精神錯亂者，不在此限。

第一項所定結紮手術情事之認定，中央主管機關於必要時，得提經優生保健諮詢委員會研擬後，訂定標準公告之。

第 11 條　醫師發現患有礙優生之遺傳性、傳染性疾病或精神疾病者，應將實情告知患者或其法定代理人，並勸其接受治療。但對無法治愈者，認為有施行結紮手術之必要時，應勸其施行結紮手術。

懷孕婦女施行產前檢查，醫師如發現有胎兒不正常者，應將實情告知本人或其配偶，認為有施行人工流產之必要時，應勸其施行人工流產。

第四章 罰則

第 12 條 非第五條所定之醫師施行人工流產或結紮手術者，處一萬元以上三萬元以下罰鍰。

第 13 條 未取得合法醫師資格，擅自施行人工流產或結紮手術者，依醫師法第二十八條懲處。

第 14 條 依本法所處罰鍰，經催告後逾期仍未繳納者，由主管機關移送法院強制執行。

第五章 附則

第 15 條 本法所稱有礙優生之遺傳性、傳染性疾病或精神疾病之範圍，由中央主管機關定之。

第 16 條 接受本法第六條、第七條、第九條、第十條所定之優生保健措施者，政府得減免或補助其費用。

前項減免或補助費用辦法，由中央主管機關擬訂，報請行政院核定後行之。

第 17 條 本法施行細則，由中央主管機關定之。

第 18 條 本法自中華民國七十四年一月一日施行。

本法中華民國九十八年六月十二日修正之條文，自九十八年十一月二十三日施行。

附錄三　人工生殖法

中華民國一百零七年一月三日總統華總一義字第10600158851號令
修正公布第3、31、36條條文

第一章　總則

第1條　為健全人工生殖之發展，保障不孕夫妻、人工生殖子女與捐贈人之權益，維護國民之倫理及健康，特制定本法。

第2條　本法用詞定義如下：

一、人工生殖：指利用生殖醫學之協助，以非性交之人工方法達到受孕生育目的之技術。

二、生殖細胞：指精子或卵子。

三、受術夫妻：指接受人工生殖之夫及妻，且妻能以其子宮孕育生產胎兒者。

四、胚胎：指受精卵分裂未逾八週者。

五、捐贈人：指無償提供精子或卵子予受術夫妻孕育生產胎兒者。

六、無性生殖：指非經由精子及卵子之結合，而利用單一體細胞培養產生後代之技術。

七、精卵互贈：指二對受術夫妻約定，以一方夫之精子及他方妻之卵子結合，使各方之妻受胎之情形。

八、人工生殖機構：指經主管機關許可得施行人工生殖相關業務之醫療機構及公益法人。

第3條　本法之主管機關為衛生福利部。

第4條　主管機關應邀集相關學者專家及民間團體代表，斟酌社會倫理觀念、醫學之發展及公共衛生之維護，成立諮詢委員會，定期研討本法執行之情形。

前項委員會成員之女性委員人數不得少於全體委員人數二分之一。

第 5 條　以取出夫之精子植入妻體內實施之配偶間人工生殖，除第十六條第三款及其違反之處罰規定外，不適用本法之規定。

第二章　醫療機構施行人工生殖之管理

第 6 條　醫療機構應申請主管機關許可後，始得實施人工生殖、接受生殖細胞之捐贈、儲存或提供之行為。

公益法人應申請主管機關許可後，始得接受精子之捐贈、儲存或提供之行為。

前二項許可之有效期限為三年；期限屆滿仍欲繼續實施前項行為者，應於屆滿三個月前申請許可；其申請許可之條件、申請程序及其他應遵行事項之辦法，由主管機關定之。

第 7 條　人工生殖機構於實施人工生殖或接受捐贈生殖細胞前，應就受術夫妻或捐贈人為下列之檢查及評估：

一、一般心理及生理狀況。
二、家族疾病史，包括本人、四親等以內血親之遺傳性疾病紀錄。
三、有礙生育健康之遺傳性疾病或傳染性疾病。
四、其他經主管機關公告之事項。

前項之檢查及評估，應製作紀錄。

第 8 條　捐贈人符合下列各款情形者，人工生殖機構始得接受其捐贈生殖細胞：

一、男性二十歲以上，未滿五十歲；女性二十歲以上，未滿四十歲。
二、經依前條規定實施檢查及評估結果，適合捐贈。

三、以無償方式捐贈。

四、未曾捐贈或曾捐贈而未活產且未儲存。

受術夫妻在主管機關所定金額或價額內，得委請人工生殖機構提供營養費或營養品予捐贈人，或負擔其必要之檢查、醫療、工時損失及交通費用。

第一項第四款所定情形，人工生殖機構應向主管機關查核，於核復前，不得使用。

第 9 條　人工生殖機構接受生殖細胞捐贈時，應向捐贈人說明相關權利義務，取得其瞭解及書面同意，始得為之。

人工生殖機構接受生殖細胞捐贈，應製作紀錄，並載明下列事項：

一、捐贈人之姓名、住（居）所、國民身分證統一編號或護照號碼、出生年月日、身高、體重、血型、膚色、髮色及種族。

二、捐贈項目、數量及日期。

第 10 條　人工生殖機構對同一捐贈人捐贈之生殖細胞，不得同時提供二對以上受術夫妻使用，並於提供一對受術夫妻成功懷孕後，應即停止提供使用；俟該受術夫妻完成活產，應即依第二十一條規定處理。

第三章　人工生殖之施行

第 11 條　夫妻符合下列各款情形者，醫療機構始得為其實施人工生殖：

一、經依第七條規定實施檢查及評估結果，適合接受人工生殖。

二、夫妻一方經診斷罹患不孕症，或罹患主管機關公告之重大遺傳性疾病，經由自然生育顯有生育異常子女之虞。

三、夫妻至少一方具有健康之生殖細胞，無須接受他人捐贈精子或卵子。夫妻無前項第二款情形，而有醫學正當理由者，得報經主管機關核准後，實施人工生殖。

第 12 條　醫療機構實施人工生殖時，應向受術夫妻說明人工生殖之必要性、施行方式、成功率、可能發生之併發症、危險及其他可能替代治療方式，取得其瞭解及受術夫妻雙方書面同意，始得為之。

醫療機構實施前項人工生殖，對於受術夫妻以接受他人捐贈之精子方式實施者，並應取得受術夫之書面同意；以接受他人捐贈之卵子方式實施者，並應取得受術妻之書面同意，始得為之。

前項之書面同意，應並經公證人公證。

第 13 條　醫療機構實施人工生殖，不得應受術夫妻要求，使用特定人捐贈之生殖細胞；接受捐贈生殖細胞，不得應捐贈人要求，用於特定之受術夫妻。

醫療機構應提供捐贈人之種族、膚色及血型資料，供受術夫妻參考。

第 14 條　醫療機構實施人工生殖，應製作紀錄，並載明下列事項：

一、受術夫妻之姓名、住（居）所、國民身分證統一編號或護照號碼、出生年月日、身高、體重、血型、膚色及髮色。

二、捐贈人之國民身分證統一編號或護照號碼及在醫療機構之病歷號碼。

三、人工生殖施術情形。

醫療機構依受術夫妻要求提供前項病歷複製本時，不得包含前項第二款之資料。

第 15 條　精卵捐贈之人工生殖，不得為下列親屬間精子與卵子之結合：

一、直系血親。

二、直系姻親。

三、四親等內之旁系血親。

前項親屬關係查證之申請人、負責機關、查證方式、內容項目、查證程序、及其他應遵行事項之辦法，由主管機關另行會同中央戶政主管機關定之。

已依前項規定辦法先行查證，因資料錯誤或缺漏，致違反第一項規定者，不適用第三十條之規定。

第 16 條　實施人工生殖，不得以下列各款之情形或方式為之：

一、使用專供研究用途之生殖細胞或胚胎。

二、以無性生殖方式為之。

三、選擇胚胎性別。但因遺傳疾病之原因，不在此限。

四、精卵互贈。

五、使用培育超過七日之胚胎。

六、每次植入五個以上胚胎。

七、使用混合精液。

八、使用境外輸入之捐贈生殖細胞。

第 17 條　醫療機構實施人工生殖屬人體試驗者，應依醫療法有關規定辦理。

第 18 條　醫療機構於受術妻懷孕後，應建議其接受例行之產前檢查並視需要建議受術妻接受產前遺傳診斷。

第四章　生殖細胞及胚胎之保護

第 19 條　生殖細胞經捐贈後，捐贈人不得請求返還。但捐贈人捐贈後，經醫師診斷或證明有生育功能障礙者，得請求返還未經銷毀之生殖細胞。

第20條　人工生殖機構接受捐贈之生殖細胞，經捐贈人事前書面同意得轉贈其他人工生殖機構，實施人工生殖。

第21條　捐贈之生殖細胞有下列情形之一者，人工生殖機構應予銷毀：

一、提供受術夫妻完成活產一次。

二、保存逾十年。

三、捐贈後發現不適於人工生殖之使用。

受術夫妻之生殖細胞有下列情形之一者，人工生殖機構應予銷毀：

一、生殖細胞提供者要求銷毀。

二、生殖細胞提供者死亡。

三、保存逾十年。但經生殖細胞提供者之書面同意，得依其同意延長期限保存。

受術夫妻為實施人工生殖形成之胚胎，有下列情形之一者，人工生殖機構應予銷毀：

一、受術夫妻婚姻無效、撤銷、離婚或一方死亡。

二、保存逾十年。

三、受術夫妻放棄施行人工生殖。

人工生殖機構歇業時，其所保存之生殖細胞或胚胎應予銷毀。但經捐贈人書面同意，其所捐贈之生殖細胞，得轉贈其他人工生殖機構；受術夫妻之生殖細胞或胚胎，經受術夫妻書面同意，得轉其他人工生殖機構繼續保存。

前四項應予銷毀之生殖細胞及胚胎，經捐贈人或受術夫妻書面同意，並報經主管機關核准者，得提供研究使用。

第22條　依本法捐贈之生殖細胞、受術夫妻之生殖細胞及受術夫妻為實施人工生殖形成之胚胎，人工生殖機構不得為人工生殖以外之用途。但依前條第五項規定提供研究使用之情形，不在此限。

第五章　人工生殖子女之地位

第 23 條　妻於婚姻關係存續中，經夫同意後，與他人捐贈之精子受胎所生子女，視為婚生子女。

前項情形，夫能證明其同意係受詐欺或脅迫者，得於發見被詐欺或被脅迫終止後六個月內提起否認之訴。但受詐欺者，自子女出生之日起滿三年，不得為之。

民法第一千零六十七條規定，於本條情形不適用之。

第 24 條　妻於婚姻關係存續中，同意以夫之精子與他人捐贈之卵子受胎所生子女，視為婚生子女。

前項情形，妻能證明其同意係受詐欺或脅迫者，得於發見被詐欺或被脅迫終止後六個月內提起否認之訴。但受詐欺者，自子女出生之日起滿三年，不得為之。

第 25 條　妻受胎後，如發見有婚姻撤銷、無效之情形，其分娩所生子女，視為受術夫妻之婚生子女。

第六章　資料之保存、管理及利用

第 26 條　第七條第二項、第九條第二項、第十四條第一項所定之紀錄，應依醫療法有關病歷之規定製作及保存。

第 27 條　人工生殖機構應向主管機關通報下列資料，並由主管機關建立人工生殖資料庫管理之：

一、依第七條第一項規定施行之檢查及評估。

二、依第九條第一項規定捐贈人之捐贈。

三、依第十二條第一項規定實施人工生殖。

四、依第二十一條第一項至第四項規定所為之銷毀。

五、每年度應主動通報受術人次、成功率、不孕原因，以及所採行之人工生殖技術等相關事項。主管機關應定期公布上述資料。

前項通報之期限、內容、格式、流程及其他應遵行事項之辦法，由主管機關定之。

第 28 條　人工生殖機構實施人工生殖、接受生殖細胞之捐贈、儲存或提供，應指定專人負責前條之通報事項。

第 29 條　人工生殖子女，或其法定代理人，遇有下列情形之一者，得向主管機關申請查詢：

一、結婚對象有違反民法第九百八十三條規定之虞時。

二、被收養人有違反民法第一千零七十三條之一規定之虞時。

三、違反其他法規關於限制一定親屬範圍規定之虞時。

前項查詢之適用範圍、查詢程序、內容及其他應遵行事項之辦法，由主管機關定之。

第七章　罰則

第 30 條　違反第十五條、第十六條第一款或第二款規定者，處其行為人五年以下有期徒刑，得併科新臺幣一百五十萬元以下罰金。

第 31 條　意圖營利，從事生殖細胞、胚胎之買賣或居間介紹者，處二年以下有期徒刑、拘役或科或併科新臺幣二十萬元以上一百萬元以下罰金。

第 32 條　違反第十條、第十三條第一項或第十六條第三款至第八款規定之一者，處新臺幣二十萬元以上一百萬元以下罰鍰。

第 33 條　違反第六條第一項、第二項、第八條第一項或第十一條規定者，處新臺幣十萬元以上五十萬元以下罰鍰。

第 34 條　違反第七條第一項、第八條第三項、第九條第一項、第十二條、第二十條、第二十一條、第二十二條或第二十七條第一項各款規定之一者，處新臺幣三萬元以上十五萬元以下罰鍰。

違反第二十一條第一項至第四項規定之一者，除依前項規定處罰外，並得限期命其改善；逾期未改善者，得連續加重處罰。

第 35 條　違反第六條第一項、第二項、第八條第一項、第十條、第十一條、第十五條或第十六條規定者，其行為醫師，並依醫師法規定移付懲戒。

第 36 條　以詐欺或脅迫之方式使人為第二十三條第一項或第二十四條第一項之同意者，處三年以下有期徒刑。

前項教唆犯及幫助犯罰之。

本條之罪，須告訴乃論。

第 37 條　人工生殖機構有下列情形之一者，主管機關得廢止第六條第一項、第二項之許可：

一、依第三十二條規定處罰。

二、醫療機構之負責人、受雇人或其他執業人員犯第三十條之罪，經判刑確定。

人工生殖機構違反第八條第一項、第三項、第十一條、第二十條、第二十一條第五項或第二十二條規定者，除依第三十三條、第三十四條規定處罰外，主管機關並得限定其於一定期間停止實施人工生殖、接受生殖細胞之捐贈、儲存或提供。

人工生殖機構依第一項規定受廢止許可處分者，自受廢止之日起二年內，不得重新依第六條第一項、第二項規定申請許可。

第 38 條　本法所定之罰鍰，由直轄市或縣（市）政府處罰之。

第八章　附則

第 39 條　本法施行前經主管機關依人工協助生殖技術管理辦法核准從事人工生殖之醫療機構，應自本法施行之日起六個月內，依本法規定申請許可；屆期未申請或未經許可者，不得從事人工生殖；其有違反者，依第三十三條規定處罰。

第 40 條　本法自公布日施行。

附錄四　人體器官移植條例

中華民國一百零四年七月一日總統華總一義字第 10400077081 號令
修正公布第 6、8、9～10-1、12、14、16～18-1 條條文

第 1 條　為恢復人體器官之功能或挽救生命，使醫師得摘取屍體或他人之器官施行移植手術，特制定本條例。本條例未規定者，適用其他法律之規定。

第 1-1 條　本條例所稱衛生主管機關：在中央為行政院衛生署；在直轄市為直轄市政府；在縣（市）為縣（市）政府。

第 2 條　施行移植手術應依據確實之醫學知識，符合本國醫學科技之發展，並優先考慮其他更為適當之醫療方法。

第 3 條　本條例所稱器官，包括組織。

依本條例移植之器官，其類目由中央衛生主管機關依實際需要指定之。

第 4 條　醫師自屍體摘取器官施行移植手術，必須在器官捐贈者經其診治醫師判定病人死亡後為之。

前項死亡以腦死判定者，應依中央衛生主管機關規定之程序為之。

第 5 條　前條死亡判定之醫師，不得參與摘取、移植手術。

第 6 條　醫師自屍體摘取器官，應符合下列規定之一：

一、經死者生前以書面或遺囑同意。

二、經死者最近親屬以書面同意。

前項第一款書面同意應包括意願人同意註記於全民健康保險憑證（以下稱健保卡），其格式由中央主管機關定之；經意願人書面表示同意者，中央主管機關應將其加註於健保卡，該意願註記之效力與該書面同意正本相同。但意願人

得隨時自行以書面撤回其意願之意思表示，並應通報中央主管機關廢止該註記。

經註記於健保卡之器官捐贈意願，與意願人臨床醫療過程中明示之意思表示不一致時，以意願人明示之意思表示為準。

第一項第一款書面同意，應由醫療機構或衛生機關以掃描電子檔存記於中央主管機關之資料庫。

中央主管機關應責成中央健康保險署，並應會商戶政單位或監理單位對申請或換發身分證、駕照或健保卡等證件之成年人，詢問其器官捐贈意願，其意願註記及撤回依第二項至第四項規定辦理。

第 7 條　非病死或可疑為非病死之屍體，非經依法相驗，認為無繼續勘驗之必要者，不得摘取其器官。但非病死之原因，診治醫師認定顯與摘取之器官無涉，且俟依法相驗，將延誤摘取時機者，經檢察官及最近親屬書面同意，得摘取之。

第 8 條　醫院自活體摘取器官施行移植手術，除第二項另有規定外，應符合下列各款規定：

一、 捐贈者應為二十歲以上，且有意思能力。
二、 經捐贈者於自由意志下出具書面同意，及其最近親屬之書面證明。
三、 捐贈者經專業之心理、社會、醫學評估，確認其條件適合，並提經醫院醫學倫理委員會審查通過。
四、 受移植者為捐贈者五親等以內之血親或配偶。

成年人或十八歲以上之未成年人已結婚者，得捐贈部分肝臟予其五親等以內之親屬；十八歲以上之未成年人，經其法定代理人之書面同意，得捐贈部分肝臟予其五親等以內之血親。

第一項第三款所定醫院醫學倫理委員會，應置委員五人以上，包含法律專家學者及其他社會公正人士，醫院以外人士應達五分之二以上；任一性別委員不得低於三分之一。委員會之組織、議事、審查程序與範圍、利益迴避原則、監督、管理及其他應遵行事項之辦法，由中央主管機關定之。

第一項第四款所定配偶，應與捐贈者生有子女或結婚二年以上。但待移植者於結婚滿一年後始經醫師診斷須接受移植治療者，不在此限。

腎臟之待移植者未能於第一項第四款規定範圍內，覓得合適之捐贈者時，得於二組以上待移植者之配偶及該款所定血親之親等範圍內，進行組間之器官互相配對、交換及捐贈，並施行移植手術，不受該款規定之限制。

前項器官互相配對、交換與捐贈之運作程序及其他應遵行事項之辦法，由第十條之一第二項之專責機構擬訂，報中央主管機關核定發布。

第 8-1 條　前三條規定所稱最近親屬，其範圍如下：

一、配偶。

二、直系血親卑親屬。

三、父母。

四、兄弟姊妹。

五、祖父母。

六、曾祖父母或三親等旁系血親。

七、一親等直系姻親。

前項最近親屬依第六條第二款或第七條但書規定所為書面同意，不得與死者生前明示之意思相反。

前項書面同意，最近親屬得以一人行之；最近親屬意思表示不一致時，依第一項各款先後定其順序。後順序者已為書面同意時，先順序者如有不同之意思表示，應於器官摘取前以書面為之。

第 9 條　醫師自活體摘取器官前，應注意捐贈者之健康安全，並以可理解之方式向捐贈者及其親屬說明手術之目的、施行方式、成功率、摘取器官之範圍、手術過程、可能之併發症及危險。

醫師施行器官移植時，應善盡醫療上必要之注意。

捐贈者於捐贈器官後，有定期為追蹤檢查之必要時，移植醫院或醫師應協助安排。

第 10 條　醫院、醫師應經中央主管機關核定其資格及器官之類目，始得施行器官之摘取、移植手術。但配合第十條之一第二項設立之全國性眼角膜保存庫之眼角膜摘取，得由眼角膜摘取技術員為之。

前項醫院應具備之條件、醫師及眼角膜摘取技術員之資格、申請程序、核定之期限、廢止及其他應遵行事項之辦法，由中央主管機關定之。

施行器官移植之醫院，應每六個月依中央主管機關公告之方式及格式，通報下列事項：

一、摘取器官之類目。

二、捐贈者及受移植者之基本資料。

三、受移植者之存活狀況。

四、移植器官之機能狀況。

五、摘取器官及施行移植手術之醫師或眼角膜摘取技術員姓名。

六、其他經中央主管機關指定之項目。

病人至中華民國領域外接受器官移植後，於國內醫院接受移植後續治療者，應提供移植之器官類目、所在國家、醫院及醫師等書面資料予醫院；醫院並應準用前項規定完成通報。

第 10-1 條　醫療機構應將表示捐贈器官意願者及待移植者之相關資料，通報中央主管機關；其方式，由中央主管機關定之。

中央主管機關應捐助成立專責機構，推動器官捐贈、辦理器官之分配及受理前項、前條第三項與第四項通報、保存及運用等事項，必要時並得設立全國性之器官保存庫。器官分配之內容、基準、作業程序及其他應遵行事項之辦法，由中央主管機關定之。

主管機關、醫療機構與有關機構、團體及其人員，因業務而知悉之表示捐贈器官意願者、待移植者及受移植者之姓名及相關資料，不得無故洩漏。

醫院為配合器官捐贈風氣之推動，應主動建立勸募之機制，向有適合器官捐贈之潛在捐贈者家屬詢問器官捐贈之意願，以增加器官捐贈之來源。

中央主管機關得對死後捐贈者之親屬，酌予補助喪葬費；其補助標準，由中央主管機關定之。

第 11 條　摘取器官之醫療機構，應將完整之醫療紀錄記載於捐贈者病歷，並應善盡醫療及禮俗上必要之注意。

器官捐贈者所在之醫療機構應於受移植者之醫療機構施行移植手術前，提供捐贈者移植相關書面檢驗報告予受移植者之醫療機構，受移植者之醫療機構並應併同受移植者之病歷保存。

第 12 條　任何人提供或取得移植之器官，應以無償方式為之。

第 13 條　經摘取之器官不適宜移植者，應依中央衛生主管機關所定之方法處理之。

第 14 條　經摘取之器官及其衍生物得保存供移植使用者，應保存於人體器官保存庫。

前項人體器官保存庫之設置，應經中央主管機關許可；其設置者之資格、條件、申請程序、應具備之設施、許可之審查與廢止及其他應遵行事項之辦法，由中央主管機關定之。

人體器官保存庫保存器官，得酌收費用；其收費應經直轄市或縣（市）主管機關核定。

第 14-1 條　人體器官、組織、細胞應經中央衛生主管機關核准，始得輸入或輸出。

前項輸入或輸出人體器官、組織、細胞之申請條件、程序及其他應遵行事項之辦法，由中央衛生主管機關定之。

第 15 條　捐贈器官供移植之死者親屬，直轄市或縣（市）政府得予表揚。其家境清寒者，並得酌予補助其喪葬費。

第 16 條　仲介器官移植或器官之提供、取得，違反第十二條規定者，處一年以上五年以下有期徒刑，得併科新臺幣三十萬元以上一百五十萬元以下罰金。

中華民國人民在中華民國領域外犯前項之罪者，不問犯罪地之法律有無處罰之規定，均依本條例處罰。

醫事人員違反第一項規定且情節重大者，並得廢止其醫事人員證書。

有下列情形之一者，處新臺幣二十萬元以上一百萬元以下罰鍰，其為醫事人員且情節重大者，並得廢止其醫事人員證書：

一、醫師違反第四條第一項或第五條規定。
二、醫療機構以偽造或虛偽不實之內容，通報第十條之一第一項之資料。
三、違反第十四條第一項規定。

違反前項第一款或第二款規定者，中央主管機關並得廢止醫院或醫師施行器官摘取、移植手術之資格。

第 16-1 條　有下列情形之一者，處新臺幣六萬元以上三十萬元以下罰鍰，其輸入之器官、組織、細胞，應立即封存，於一個月內退運出口、沒入或就地銷燬：

一、未經中央主管機關核准輸入或輸出人體器官、組織、細胞。
二、無中央主管機關核准輸入或輸出人體器官、組織、細胞之證明文件，而販賣、供應、運送、寄藏、媒介、轉讓或意圖販賣而陳列。

醫院、醫師或病人有下列情形之一者，處新臺幣三萬元以上十五萬元以下罰鍰：

一、違反第九條第一項規定。
二、違反第十條第三項或第四項規定。
三、違反第十條之一第二項所定器官分配基準或第三項規定。
四、違反第十一條第二項規定。
五、違反第十三條規定。

第 17 條　有下列情形之一者，處新臺幣十二萬元以上六十萬元以下罰鍰；其為醫師者，並得處一個月以上一年以下停業處分或廢止其執業執照：

一、以偽造或虛偽不實之資格、條件等文件申請施行器官摘取、移植手術之核定。
二、違反第十條第一項規定。

三、違反第十條第二項所定醫院、醫師及眼角膜摘取技術員應遵行事項之辦法。

四、違反第十條之一第二項所定器官分配內容及應遵行事項之規定。

違反前項第一款、第三款或第四款規定者，中央主管機關並得廢止醫院、醫師或眼角膜摘取技術員施行器官摘取、移植手術之資格。

第 18 條　有下列情形之一者，處新臺幣九萬元以上四十五萬元以下罰鍰：

一、醫院或醫師違反第六條第一項、第七條或第八條規定。

二、於廣告物、出版品、廣播、電視、電子訊號、電腦網路或其他媒體，散布、播送或刊登器官買賣、其他交易或仲介訊息。

媒體經營者違反前項第二款規定者，亦同。

第 18-1 條　有下列情形之一者，處新臺幣十萬元以上五十萬元以下罰鍰，並令限期改善或退還收取之費用；屆期未改善或未退還者，按次處罰，情節重大者，並得廢止其許可：

一、違反第十四條第二項所定人體器官保存庫設置者條件、應具備之設施及其他應遵行事項之規定。

二、違反第十四條第三項收費規定，超額或自立名目收費。

第 19 條　違反本條例規定而涉及刑事責任者，依有關法律處理之。

第 20 條　本條例所定之罰鍰，於非法人之私立醫院，處罰其負責醫師。

第 21 條　本條例所定之罰鍰、停業及廢止執業執照，由直轄市或縣（市）衛生主管機關處罰之。

第 22 條　依本條例所處之罰鍰，經限期繳納，屆期未繳納者，依法移送強制執行。

第 23 條　器官移植手術屬於人體試驗部分，應依醫療法有關規定辦理。

第 24 條　本條例施行細則，由中央衛生主管機關定之。

第 25 條　本條例自公布日施行。

附錄五　安寧緩和醫療條例

中華民國一百零二年一月九日總統華總一義字第 10200000811 號令
修正公布第 1、3～5、6-1～9 條條文
中華民國一百零二年七月十九日行政院院臺規字第 1020141353 號公告
第 2 條所列屬「行政院衛生署」之權責事項，
自一百零二年七月二十三日起改由「衛生福利部」管轄

第 1 條　為尊重末期病人之醫療意願及保障其權益，特制定本條例。

第 2 條　本條例所稱主管機關：在中央為行政院衛生署；在直轄市為直轄市政府；在縣（市）為縣（市）政府。

第 3 條　本條例專用名詞定義如下：

一、安寧緩和醫療：指為減輕或免除末期病人之生理、心理及靈性痛苦，施予緩解性、支持性之醫療照護，以增進其生活品質。

二、末期病人：指罹患嚴重傷病，經醫師診斷認為不可治癒，且有醫學上之證據，近期內病程進行至死亡已不可避免者。

三、心肺復甦術：指對臨終、瀕死或無生命徵象之病人，施予氣管內插管、體外心臟按壓、急救藥物注射、心臟電擊、心臟人工調頻、人工呼吸等標準急救程序或其他緊急救治行為。

四、維生醫療：指用以維持末期病人生命徵象，但無治癒效果，而只能延長其瀕死過程的醫療措施。

五、維生醫療抉擇：指末期病人對心肺復甦術或維生醫療施行之選擇。

六、意願人：指立意願書選擇安寧緩和醫療或作維生醫療抉擇之人。

第 4 條　末期病人得立意願書選擇安寧緩和醫療或作維生醫療抉擇。

前項意願書，至少應載明下列事項，並由意願人簽署：

一、意願人之姓名、國民身分證統一編號及住所或居所。

二、意願人接受安寧緩和醫療或維生醫療抉擇之意願及其內容。

三、立意願書之日期。

意願書之簽署，應有具完全行為能力者二人以上在場見證。但實施安寧緩和醫療及執行意願人維生醫療抉擇之醫療機構所屬人員不得為見證人。

第 5 條　二十歲以上具完全行為能力之人，得預立第四條之意願書。

前項意願書，意願人得預立醫療委任代理人，並以書面載明委任意旨，於其無法表達意願時，由代理人代為簽署。

第 6 條　意願人得隨時自行或由其代理人，以書面撤回其意願之意思表示。

第 6-1 條　經第四條第一項或第五條之意願人或其醫療委任代理人於意願書表示同意，中央主管機關應將其意願註記於全民健康保險憑證（以下簡稱健保卡），該意願註記之效力與意願書正本相同。但意願人或其醫療委任代理人依前條規定撤回意願時，應通報中央主管機關廢止該註記。

前項簽署之意願書，應由醫療機構、衛生機關或受中央主管機關委託之法人以掃描電子檔存記於中央主管機關之資料庫後，始得於健保卡註記。

經註記於健保卡之意願，與意願人臨床醫療過程中書面明示之意思表示不一致時，以意願人明示之意思表示為準。

第 7 條　不施行心肺復甦術或維生醫療，應符合下列規定：

一、應由二位醫師診斷確為末期病人。

二、應有意願人簽署之意願書。但未成年人簽署意願書時，應得其法定代理人之同意。未成年人無法表達意願時，則應由法定代理人簽署意願書。

前項第一款之醫師，應具有相關專科醫師資格。

末期病人無簽署第一項第二款之意願書且意識昏迷或無法清楚表達意願時，由其最近親屬出具同意書代替之。無最近親屬者，應經安寧緩和醫療照會後，依末期病人最大利益出具醫囑代替之。同意書或醫囑均不得與末期病人於意識昏迷或無法清楚表達意願前明示之意思表示相反。

前項最近親屬之範圍如下：

一、配偶。

二、成年子女、孫子女。

三、父母。

四、兄弟姐妹。

五、祖父母。

六、曾祖父母、曾孫子女或三親等旁系血親。

七、一親等直系姻親。

末期病人符合第一項至第四項規定不施行心肺復甦術或維生醫療之情形時，原施予之心肺復甦術或維生醫療，得予終止或撤除。

第三項最近親屬出具同意書，得以一人行之；其最近親屬意思表示不一致時，依第四項各款先後定其順序。後順序者已出具同意書時，先順序者如有不同之意思表示，應於不施行、終止或撤除心肺復甦術或維生醫療前以書面為之。

第 8 條　醫師應將病情、安寧緩和醫療之治療方針及維生醫療抉擇告知末期病人或其家屬。但病人有明確意思表示欲知病情及各種醫療選項時，應予告知。

第 9 條　醫師應將第四條至前條規定之事項，詳細記載於病歷；意願書或同意書並應連同病歷保存。

第 10 條　醫師違反第七條規定者，處新台幣六萬元以上三十萬元以下罰鍰，並得處一個月以上一年以下停業處分或廢止其執業執照。

第 11 條　醫師違反第九條規定者，處新台幣三萬元以上十五萬元以下罰鍰。

第 12 條　本條例所定之罰鍰、停業及廢止執業執照，由直轄市、縣（市）主管機關處罰之。

第 13 條　（刪除）

第 14 條　本條例施行細則，由中央主管機關定之。

第 15 條　本條例自公布日施行。

國家圖書館出版品預行編目資料

醫護倫理與法律－案例分析 / 屈蓮、李柏毅編著.
－ 初版. － 新北市 : 新文京開發, 2018.04
面 ; 公分

ISBN 978-986-430-366-3（平裝）

1.醫學倫理 2.醫事法規

410.1619 107001187

醫護倫理與法律－案例分析 （書號：**B430**）

編 著 者	屈蓮、李柏毅
出 版 者	新文京開發出版股份有限公司
地 址	新北市中和區中山路二段 362 號 9 樓
電 話	(02) 2244-8188（代表號）
F A X	(02) 2244-8189
郵 撥	1958730-2
初 版	西元 2018 年 04 月 15 日

 建議售價：380 元

法律顧問：蕭雄淋律師

ISBN 978-986-430-366-3

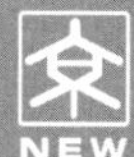

New Wun Ching Developmental Publishing Co., Ltd.

New Age · New Choice · The Best Selected Educational Publications — NEW WCDP

NEW WCDP
新文京開發出版股份有限公司
新世紀・新視野・新文京 — 精選教科書・考試用書・專業參考書